U0345243

进击的疫苗

[美] 塔拉・哈勒尔（Tara Haelle）・著　谭成城・译

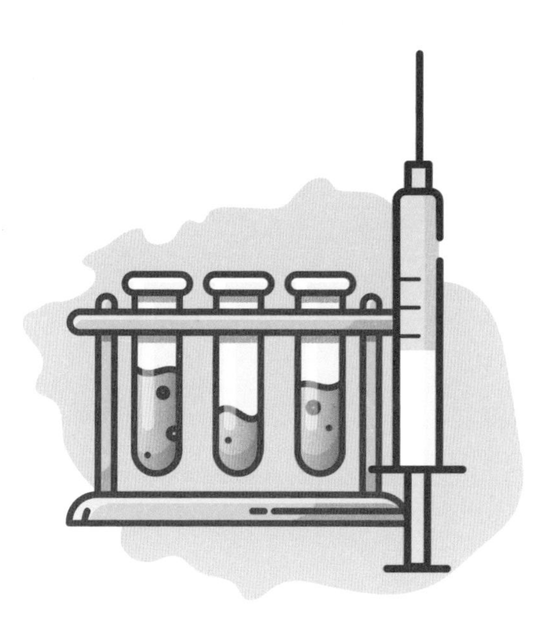

CNS | 湖南科学技术出版社　小博集

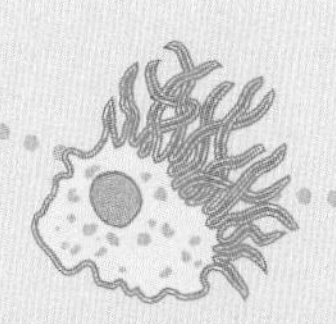

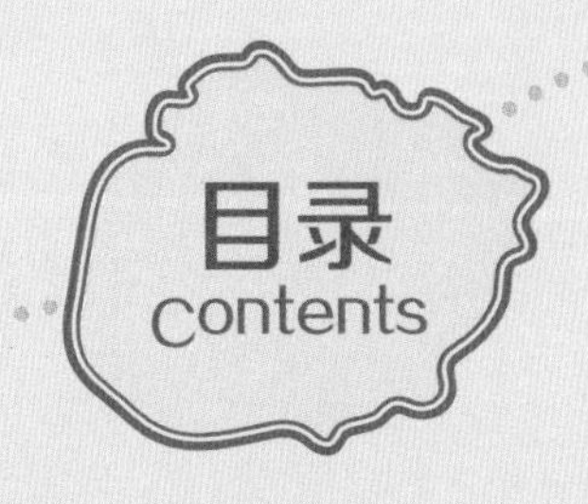

第一章 疫苗基础

第二章 疫苗历史

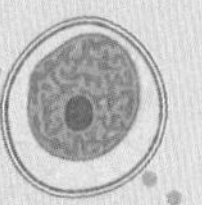

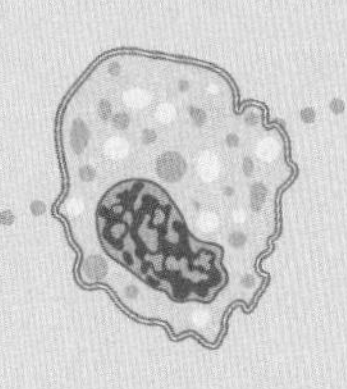

第三章 疫苗研发

第四章 疫苗的争议

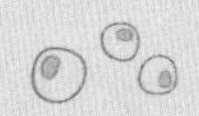

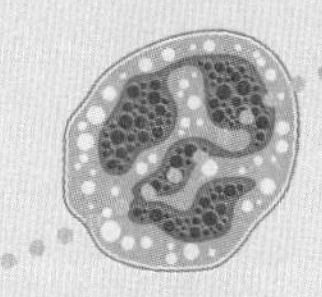

第五章 未来会怎样

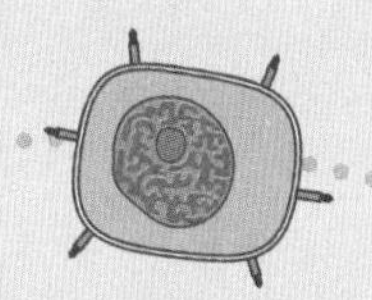

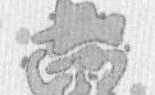

第一章

疫苗基础

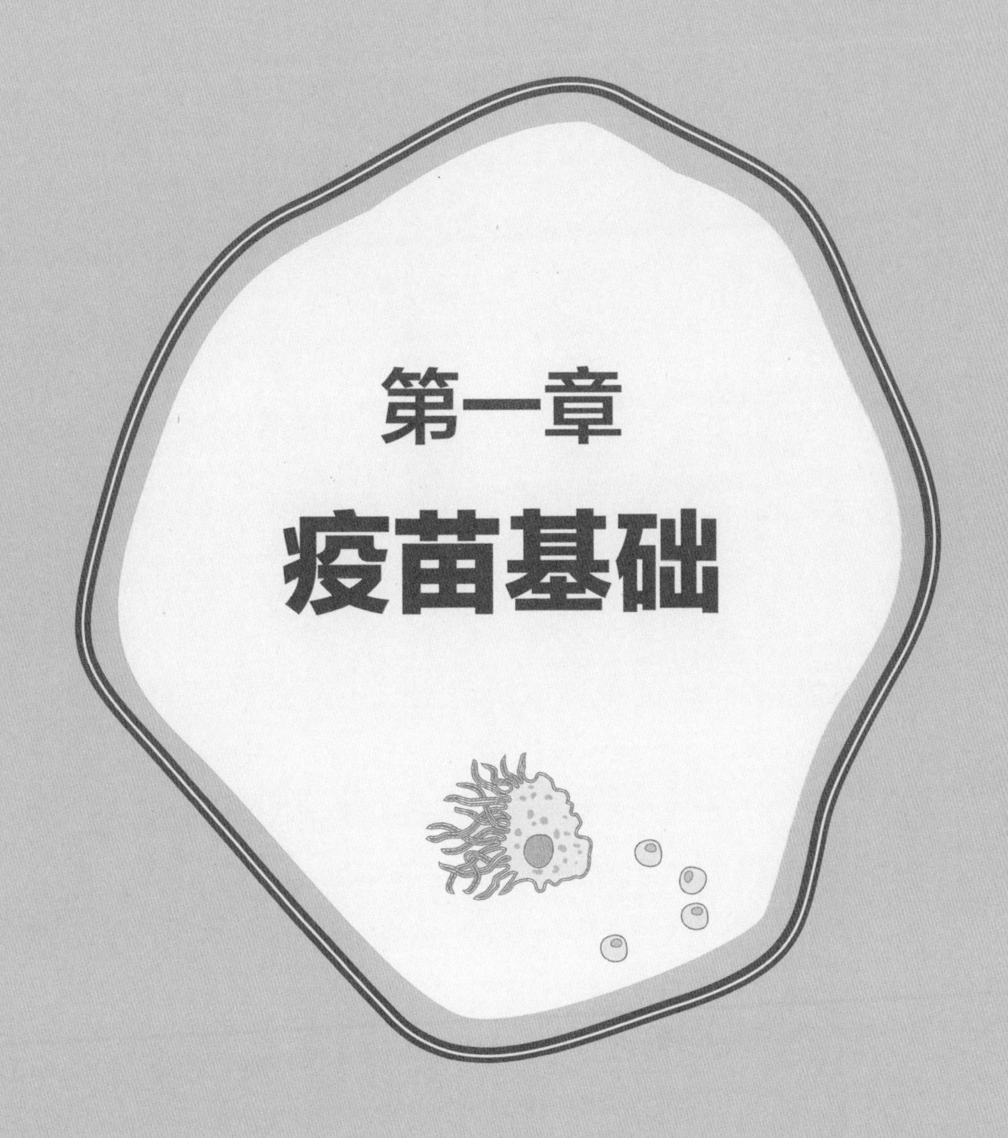

詹姆斯·谢里在20世纪50年代还是个年轻医生，他对那个时候医院每次停电将要发生的事情都记忆犹新。一旦发生停电，每个医务人员都会冲向“铁肺”（一种人工呼吸机）。“铁肺”是一个巨大的金属室，可以将空气从躺在里面的病人肺中抽进抽出。这些病人不能自主呼吸，是因为一种叫作“脊髓灰质炎”的疾病，俗称“小儿麻痹症”，这种病使得他们的胸部肌肉瘫痪。“它们（铁肺）有风箱，可以降低病人头部以下身体的压力，将空气吸入肺里。”谢里说，“一旦电源出现故障，就必须依靠人力手动拉风箱，不然病人就会因为不能自主呼吸而死亡。”“铁肺”的风箱需要两个人的协同合作才能正常运作，才能维持病人的正常呼吸。

脊髓灰质炎是传染性疾病中的一种。传染病指的是有害的病毒、细菌或寄生虫进入人体并自我繁殖时发生的疾病。谢里亲身体会过传染病

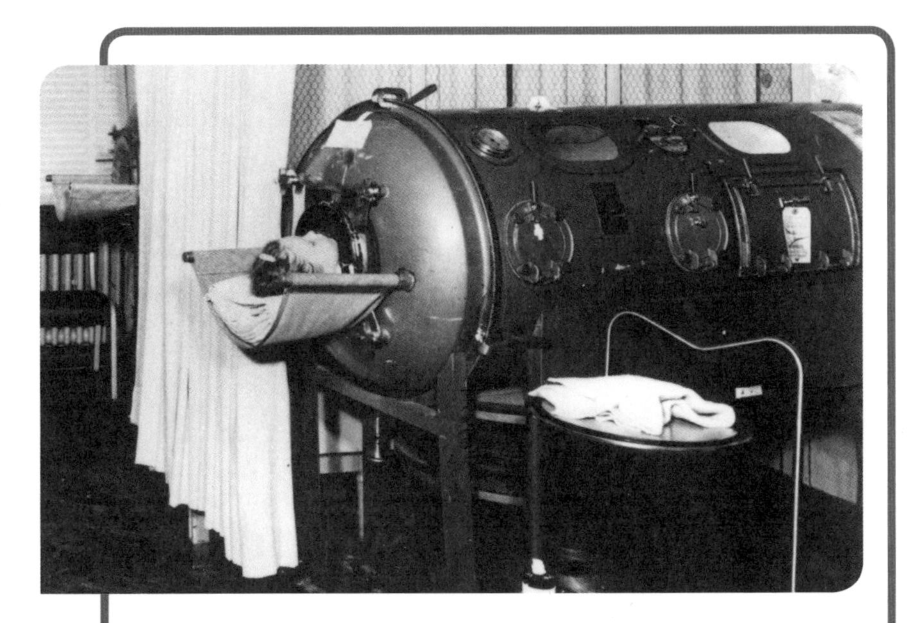

20 世纪中期，许多美国医院设立了配备“铁肺”的病房。

所带来的痛苦：他的女儿天生耳聋，因为她的妈妈（谢里的妻子）在怀孕期间感染了风疹病毒。患上了风疹的婴幼儿不仅可能耳聋，还可能有智力障碍。作为一名年轻的医生，谢里每天去医院都要面对无数的脑膜炎、麻疹和肺炎患者，因为这些都是 20 世纪中期美国的常见疾病。

如何评价
一种疾病的传染性？

如果一种疾病因为人与人之间的接触就会产生，那么这种疾病就会被叫作传染病。有些疾病的传染性比其他种类的疾病传染性更强。流行病学家是专门研究疾病行为的科学家，研究的内容包括疾病的病因和预防、发病地点、时间、传播方式，以及易感人群等。这些科学家使用“基本再生数”来描述疾病的传染性。一种疾病的基本再生数是指一个病人在患病期间进入到易感人群中后所传染的人数。所以基本再生数的大小取决于病人感染此病的时间、疾病种类，以及病原体的传播途径（比如空气传播、水传播和性传播等等）。

麻疹是一种传染性非常强的人类疾病。麻疹病人离开某个区域两个小时后，麻疹病毒仍然会存在于这个区域的空气中。如果人们在这段时间内接触到这片区域里的病毒，90% 左右的人将出现感染。麻疹的基本再生数是 12 到 18，这意味着一个麻疹病人通常会感染 12 到 18 个对麻疹病毒没有免疫力的人。天花的基本再生数在 5 到 7 之间。虽然埃博拉是一种非常致命的疾病，但它的基本再生数非常低，因为它的传播需要与病人的体液密切接触，比如血液或呕吐物，而大多数埃博拉病人在有时间传染给别人之前就已经死亡了。因此，一个埃博拉病人的传染人数一般为 1 到 2 个。

有些传染病在人与人之间传播。例如，病人可以通过打喷嚏、触摸或性接触等方式将疾病传染给健康的人。有些传染病则是通过昆虫叮咬的方式传播的。另一些传染病的病原体来自自然环境。例如，破伤风是由破伤风杆菌引起的，这种病菌生活在土壤中，可以通过皮肤上的伤口进入人体。其他如水痘、普通感冒、疟疾、链球菌性喉炎和寨卡病毒等传染病都是通过以上各种途径传播的。人体的免疫系统——由细胞、组织和器官组成的网络——是专门来对抗这些疾病的。可有时人体天然的免疫系统无法战胜病原体，便会导致严重残疾，甚至导致死亡。

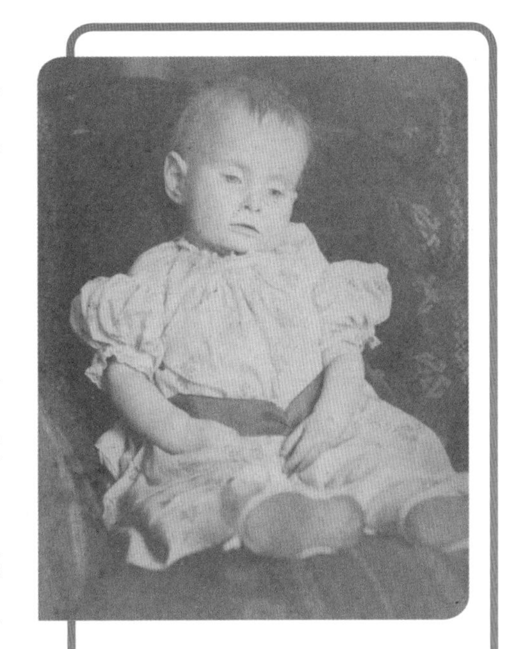

在广泛接种疫苗和采取其他公共卫生措施之前，传染病夺去了许多婴儿的生命。在19世纪后期，美国的许多家庭用拍摄死去的孩子的方式来纪念他们。照片上的这个孩子在1890年左右去世。

在20世纪之前，传染病是美国儿童的第一死因。在当时的美国，人们普遍拥有人数众多的大家庭。一个家庭里通常有8个甚至更多的孩子，但由于传染病，这些孩子中有很多并未长大成人。即使孩子从一种传染病中幸存下来，也可能很快就会遭遇另一种传染病。在当时，一个20岁的年轻人，他们可能经历过以下传染病中的6种甚至更多：麻疹、脊髓灰质炎、风疹、水痘、流感、流行性腮腺炎、伤寒、猩红热、霍乱、痢疾、百日咳、黄热病、疟疾、白喉、轮状病毒（全球儿童严重腹泻的最常见原因）、肺炎和脑膜炎。例如，美国总统乔治·华盛顿在15岁时患白喉，17岁患疟疾，19岁患天花。其他的总统，比如亚伯拉罕·林肯、格罗弗·克利夫兰和詹姆斯·加菲尔德都因为白喉这种疾病而至少失去了一个孩子。在1900年的美国，白喉是排在第10位的死亡原因。那个时代，25%左右的美国小孩不到5岁就去世了。

为什么儿童是传染病最普遍的受害者呢？这与身体的免疫系统密切相关。当一种疾病第一次袭击人体，通常就是在儿童时期。这个时候，孩子的免疫系统对疾病并不熟悉，疾病有很大的概率会击垮免疫系统，导致孩子死亡。当然，免疫系统也有可能会占上风，消除侵入孩子身体里的病菌。一旦免疫系统胜利了，免疫系统就会保留“记忆细胞”，这些细胞知道怎样战胜这种病菌。于是，孩子就对这种疾病有了免疫力。

如果这些病菌再次侵入身体——比如在孩子长大后——那些记忆细胞便会在症状出现之前就开始发挥作用并战胜病菌。

在以前，只有那些在儿童时期没有接触过传染病的成年人，才有可能在患了传染病之后幸存下来，并产生免疫力。然而，一些幸存下来的人为了获得免疫力也付出了沉重的代价。他们可能会因为疾病而导致终生耳聋、失明、脑损伤、瘫痪、丧失四肢或其他残疾。例如，美国总统富兰克林·D. 罗斯福（1882—1945）在 39 岁时感染了脊髓灰质炎。疾病使他腰部以下的肌肉瘫痪。在他之后的人生中，他必须依靠轮椅或拐杖行动。

1. 消灭传染病

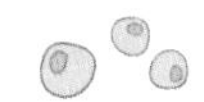

有些传染病，如伤寒、痢疾和霍乱，是通过充满细菌的水和食物传播的。在 19 世纪末和 20 世纪初，美国的城市开始建造污水和室内管道系统来处理垃圾，并将清洁的自来水引入和流出家庭。由于家庭很容易获得这种清洁的水，经水传播的疾病渐渐从美国消失。而且，美国的食

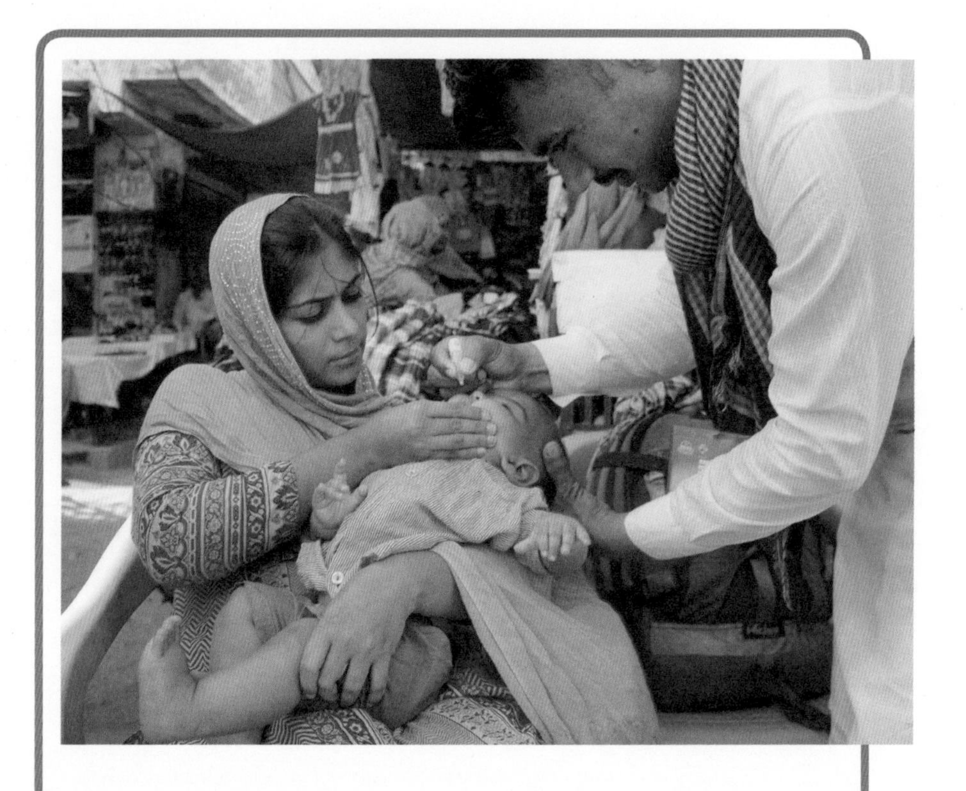

2016年，巴基斯坦拉合尔的一名卫生工作者在为一名婴儿接种脊髓灰质炎疫苗。由于全球疫苗接种的努力，脊髓灰质炎不再在地球上的大多数地方传播。但由于贫穷、医疗保健系统资金不足，以及一些宗教领袖反对接种疫苗，这种疾病仍在巴基斯坦传播。

品安全法带来了更卫生、更安全的农产品、肉类和其他食品。这些措施和规定也有助于遏制疾病的传播。大约在同时，美国公共卫生部门启动了广泛喷洒杀虫剂以消灭蚊虫的项目。这些蚊虫会传播疟疾和黄热病。通过这些举措，减少了蚊子的数量，也成功减少了蚊媒传染病（蚊虫作为媒介传染的疾病）的传播。20 世纪初期，医疗保健的进步也降低了其他传染病的死亡率。

但是在对抗传染病方面最重要的进展是疫苗的开发。疫苗是一种药物制剂，它能使人的免疫系统产生针对特定疾病的防御能力。在20世纪，医学研究人员开发了许多防治传染病的疫苗，卫生工作者给世界各地的儿童和成人注射疫苗。自从可以通过注射疫苗（也称为接种）消灭天花以来，天花在世界各地已经不再是致人死亡的可怕疾病了。现在，脊髓灰质炎也只存在于少数的几个国家。因为疫苗，麻疹和风疹也都没有再在北美或南美定期传播了。美国疾病控制与预防中心（CDC）——一个政府卫生机构，将疫苗接种列为 20 世纪最伟大的十大卫生成就之一。

这一成就带来了寿命更长、更健康的生活，疫苗的出现不仅降低了死亡率，也让染上传染病的概率减少了。美国、加拿大、澳大利亚、欧洲的国家，以及亚洲和非洲的大多数国家的儿童从刚出生的几个月开始就会接种推荐的疫苗。许多青少年在即将成年时，会接种多种疫苗，目的是预防可能遇到的疾病。每年都有数百万不同年龄的人接种流感疫苗。老年人随着年龄的增长和免疫系统的衰弱，可能会接种带状疱疹和肺炎疫苗。有时，孕妇接种疫苗是为了保护胎儿（发育中的婴儿）不受疾病的影响。那些出国旅行的人在旅行前可能需要接种疫苗来预防本国没有的疾病。例如，黄热病不是在美国发现的，而是在非洲和南美洲的热带地区发现的。因此，前往这些地方的美国人必须在出国之前接种黄热病疫苗。

人类并没有征服所有的传染病，新的传染病总是在不断地出现。例如，寨卡病毒是一种由蚊子携带的热带疾病，2015 年开始迅速传播。科学家们正在加紧研制针对寨卡病毒的疫苗。其他一些科学家致力于开发针对疟疾和登革热的疫苗，这两种疾病已困扰人类数百年，至今仍在贫穷国家和地区肆虐，每年都会造成数百万人死亡。还有一些科学家正致力于开发一种针对人类免疫缺陷病毒（HIV）的疫苗。科学家们在 20 世纪 80 年代发现，人类免疫缺陷病毒是获得性免疫缺陷综合征，也就是通常说的艾滋病（AIDS）的病因。据统计，全世界每年有 100 多万人死于艾滋病。

与此同时，公共卫生官员必须面对另一个障碍：部分公众对疫苗接种存在着误解和抵制。全世界大多数人都已认识到通过疫苗预防疾病的

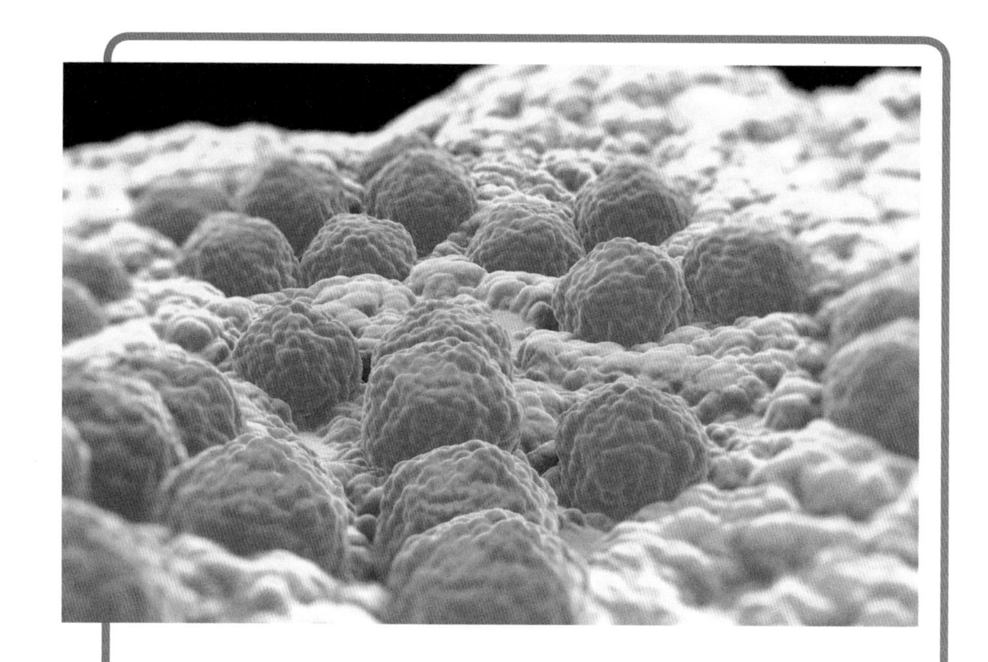

这张照片是通过高倍显微镜拍摄并着色的，显示的是人类细胞表面的风疹病毒颗粒。当它们进入人体时，病毒、细菌和其他病原体（携带疾病的微生物）会导致人患病和死亡。但如果注射了疫苗的话，疫苗就会让人体的免疫系统做好抵御病原体入侵的准备。

价值和重要性，但仍有部分人选择不给自己或他们的孩子接种疫苗。一些人以宗教信仰作为理由拒绝接种疫苗；一些人则担心接种疫苗会带来副作用；还有一些人不相信传染病是危险且致命的，他们认为获得疾病是“自然的”，而接种疫苗是“非自然的”。但是，由于传染病是从一个人传播到另一个人，一个人拒绝接种疫苗就会影响身边其他人的健康。如果没有接种疫苗的人生病了，他或她会将疾病传播给其他未接种疫苗的人。这使得普及疫苗接种成为公共卫生任务里的重中之重。

2. 免疫系统

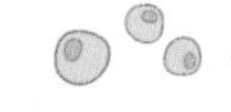

当病原体（携带疾病的微生物）进入人体时，人体的免疫系统就开始起作用了。当一个受感染的人不小心对着一个健康的人打喷嚏，让细菌进入这个健康的人的鼻子和嘴巴时，会发生什么呢?

细菌和病毒是两种不同的微生物。细菌是单细胞微生物，具有细胞壁，但缺少大多数其他细胞所具有的器官样结构。有些细菌有益于人类健康，而另一些细菌则会导致疾病。病毒是由蛋白质外壳包围遗传物质所构成的微生物。病毒只能在活细胞内繁殖。细菌和病毒的表面都携带着被称为抗原的物质。抗原是可以被免疫系统识别为外来物的任何一种蛋白质、脂肪或者碳水化合物。当病原体进入人体时，免疫系统会感应到抗原的存在，它就将知道入侵者不属于这里。在检测到抗原后，三种在机体循环的免疫细胞——巨噬细胞、树突状细胞和 B 细胞——会攻击并吞噬一些病原体。

但战斗才刚刚开始。这是因为病原体会在体内复制或繁殖。所以当免疫细胞吞噬病原体时，其他病原体也在不停地复制并继续攻击人体。

此时，免疫系统将变得更有组织性。吞噬病原体的免疫细胞会成为抗原呈递者。免疫细胞在其表面暴露它们吸收的抗原。它们会转移到淋巴结，也就是在身体很多地方发现的豆状器官。在淋巴结中，大量的免疫细胞聚集在一起，等待免疫系统的指令。

抗原呈递者向聚集的免疫细胞显示抗原。抗原会激活与之相遇的 B 细胞，以及 T 细胞和辅助性 T 细胞。这些细胞活化后便可以对抗入侵人体的特定病原体。活化的辅助性 T 细胞会告诉其他的 B 细胞和 T 细胞要寻找哪些病原体，从而训练更多的免疫细胞有针对性地对抗。

免疫系统以多种方式攻击入侵者。活化的 B 细胞变成了生产和释放抗体——一种微小的 Y 形蛋白质——的工厂。抗体的构建是为了精确地匹配入侵病原体的抗原。抗体聚集在细菌细胞或自由漂浮的病毒细胞周围，紧紧嵌合住它们的抗原，使病原体失去伤害人体和繁殖的能力。

同时，被激活的 T 细胞会分化成辅助性 T 细胞或者是具有杀伤功能的细胞毒性 T 细胞。在细菌感染期间，辅助性 T 细胞会触发其他免疫细胞杀死细菌。在病毒感染期间，病毒进入人体细胞并劫持它们，逼迫这些细胞制造出更多的病毒；细胞毒性 T 细胞会在被劫持的人体细胞上寻找抗原并摧毁这些细胞。

当免疫细胞一起抵抗某种传染病的病原体时，B 细胞、T 细胞和辅助性 T 细胞也会产生记忆细胞。这些记忆细胞的工作是记住病原体和对抗它的方法。在与这种病原体的第一次对抗中产生的抗体是一支“常备军”，一旦“入侵者”回来，这些抗体会立刻出现并与之战斗。这样一来，人体便对这种传染病有了免疫力，如果它的病原体再次进入人体，记忆细胞和抗体会在症状出现之前就开始攻击并击败病原体。

3. 疫苗会触发免疫系统 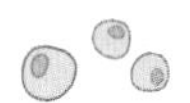

疫苗是由免疫系统所抵御的病原体（病毒或细菌）制成的，可以让免疫系统认为入侵者已经抵达人体。疫苗呈现的抗原作用与触发免疫系统细胞活动的抗原相同。但是疫苗不会对人体造成伤害，因为它们是由弱化或者是已经被杀死的病毒或细菌制成的。疫苗会触发免疫系统，让免疫系统准备抵御疾病，但不会让人得病。

从本质上讲，疫苗接种类似于消防演习。在学校里，消防演习的一般步骤是从警报响起到有秩序地疏散学生，再到在教室外面排队。如果真的发生火灾，这些步骤都是必需的。学生们经历过演习后，火灾发生时，就知道怎样安全迅速地做出反应。疫苗训练免疫系统对抗某种疾病与学校通过消防演习训练学生类似，但你的身体并不会知道疫苗是一种训练方式。

因为疫苗携带着抗原，所以免疫系统会认为真正的病原体已经进入体内。免疫系统会攻击这些抗原并记住怎样与之对抗，这一过程被称为免疫。注射疫苗也被称为免疫接种。当真正的病原体进入人体时，免疫细胞的反应会比之前疫苗中的病原体进入时的反应更快和更强。

免疫系统是怎样工作的？

当病原体进入人体时，某些免疫细胞会攻击并摧毁它。其他免疫细胞会记住这种病原体。当这种病原体再次进入人体时，免疫细胞就知道怎样打败它。

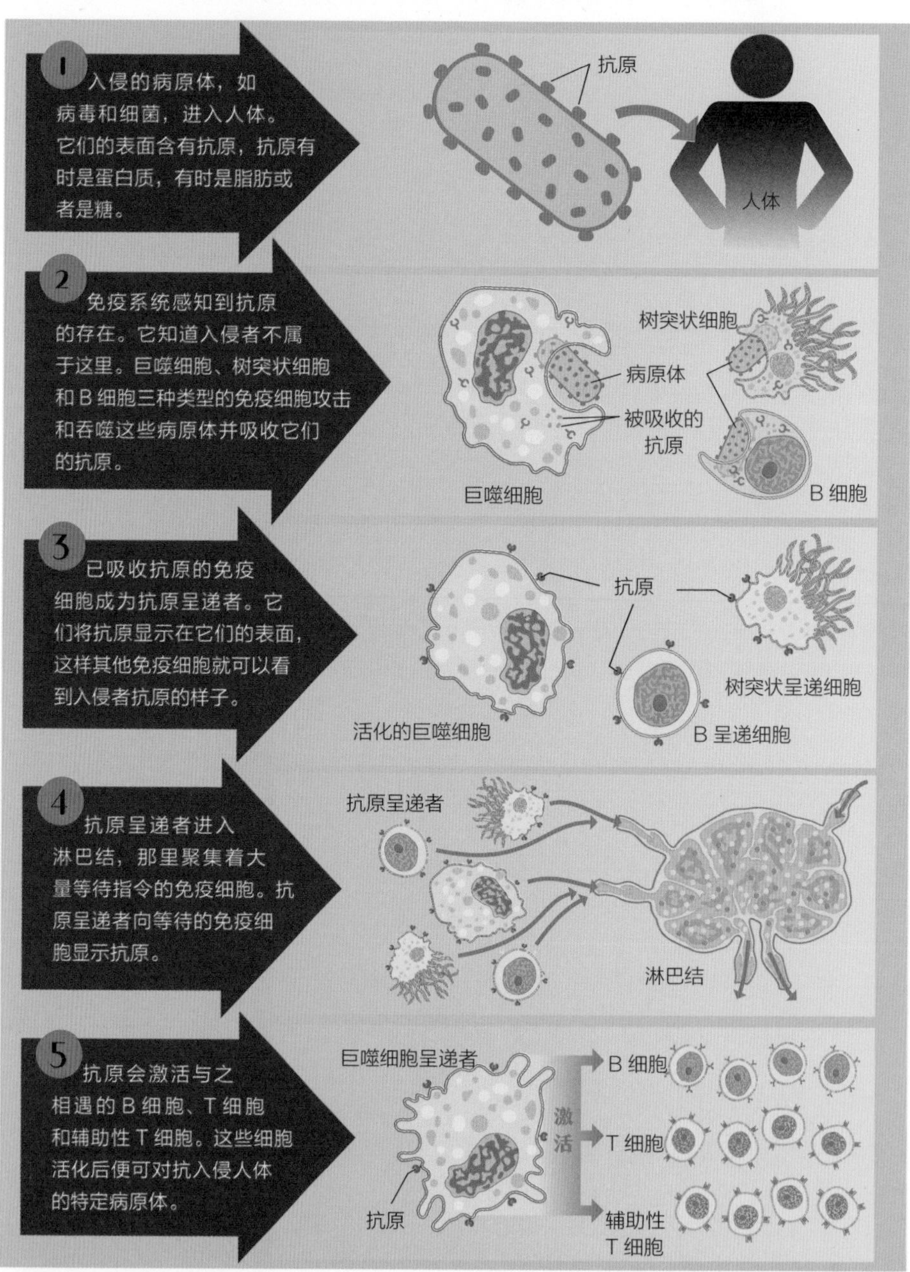

6 活化的辅助性 T 细胞帮助协调免疫系统的其他反应。

7 免疫系统通过以下几种方式攻击入侵者：

7a 活化的 B 细胞变成了生产和释放抗体的工厂。抗体的构建是为了精确地匹配入侵病原体的抗原。抗体聚集在细菌细胞或自由漂浮的病毒细胞周围，紧紧嵌合住它们的抗原，使病原体失去伤害人体和繁殖的能力。

B 细胞
病原体
抗体
抗原

7b 活化的 T 细胞可以分化成辅助性 T 细胞或细胞毒性 T 细胞。在细菌感染期间，辅助性 T 细胞会触发其他免疫细胞杀死细菌。

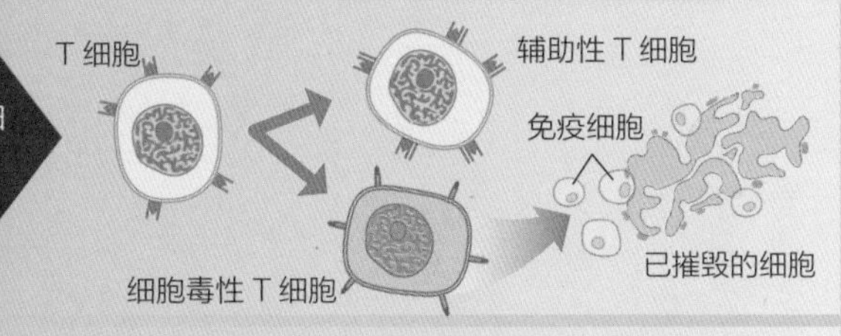

7c 在病毒感染期间，病毒进入人体细胞并劫持它们，逼迫这些细胞制造出更多的病毒；细胞毒性 T 细胞会在被劫持的人体细胞上寻找抗原并摧毁这些细胞。

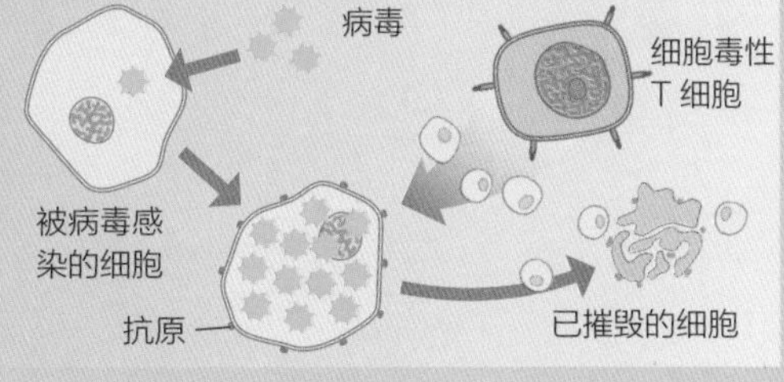

8 当免疫细胞协同工作抵抗病原体时，B 细胞、T 细胞和辅助性 T 细胞也会产生记忆细胞。这些记忆细胞的工作是记住病原体和对抗它的方法。一旦这种病原体再次出现，这些记忆细胞会在疾病发生之前就与病原体进行战斗。

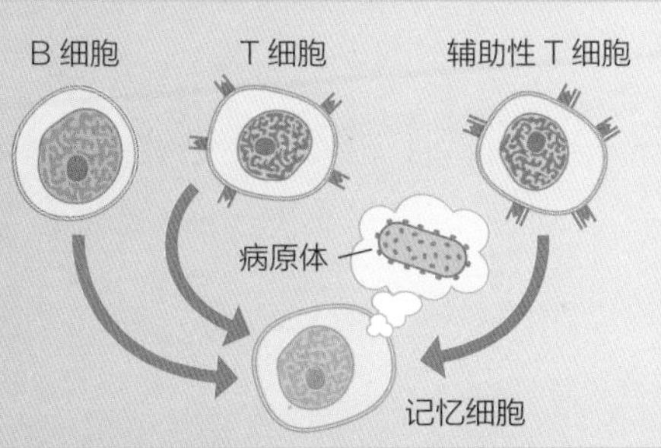

4. 群体保护

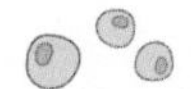

一个人进行疫苗接种是在个体层面上对抗疾病，而广泛的疫苗接种则会使整个人群产生免疫力。在疫苗接种率高的社区中，一种疾病不可能广泛传播，因为易感者少了，将疾病传染给他人的概率也就小了。

公共卫生部门说，疫苗接种人数多的人群具有很高的群体免疫力，也称为社区免疫力。群体免疫力对于预防疾病暴发和保护易感者免受疾病侵袭至关重要。例如，如果麻疹患者进入接种率高的人群，可能会感染一到两个人，但不会发生大的疫情。这其实是接种过疫苗的“群体”保护了那些未接种疫苗的人。也就是说，在现在这种“茧居”（闲暇时闭门不出的生活方式）的趋势下，一个家庭大多数成员都接种过疫苗的情况有助于保护家庭中未接种任何疫苗的成员。

人们不接种疫苗有几个原因。有些人太小，无法接种疫苗。例如，在婴儿出生后的头两个月，他们只能接种一种预防乙肝的疫苗。婴儿 12 个月大时才开始接种麻疹－腮腺炎－风疹联合疫苗（MMR）和水痘疫苗。如果孩子们在注射疫苗之前就遇到这些疾病，他们还是可能会生病。有些人的体质跟其他人不同，比如有的人会对某些疫苗成分严重过敏，那

最可怕的麻疹并发症

每1000例麻疹患者中会有1～2例死亡或脑损伤，除此之外，还有一种更为罕见的并发症——亚急性硬化性全脑炎（SSPE），每10万例患者中约有4～11例发生。这种并发症会导致大脑功能退化。但是在麻疹感染后的6到8年，有时甚至20到30年，这些症状都不会出现。

亚急性硬化性全脑炎的早期症状是记忆丧失、语言丧失、易怒、喜怒无常和思维困难。随着大脑病变继续恶化，症状会变得越来越严重。最终患者会进入昏迷状态，这种状态可能会持续几年直至死亡。这种并发症目前暂时没有有效的治愈或治疗方法。患者通常在确诊后的1～3年内死亡，尽管有些患者会保持昏迷状态10年或更长的时间。

约翰·霍普金斯大学布隆伯格公共卫生学院的教授尼尔·哈尔西说："这是一种令人费解的并发症，因为麻疹病毒居然可以在少数人的大脑或中枢神经系统中持续存在，然后慢慢地从一个细胞转移到另一个细胞。"

尽管这种致命的情况非常罕见，但医生和公共卫生官员指出，这是体现疫苗接种对预防麻疹等传染病重要性的一个例子。

什么是群体免疫力？

如果在一个群体中只有少部分人接种了疫苗，那么传染病很容易在余下的人群中传播开来；但如果大部分人都接种了疫苗，那么传染病的传播力就很有限了。

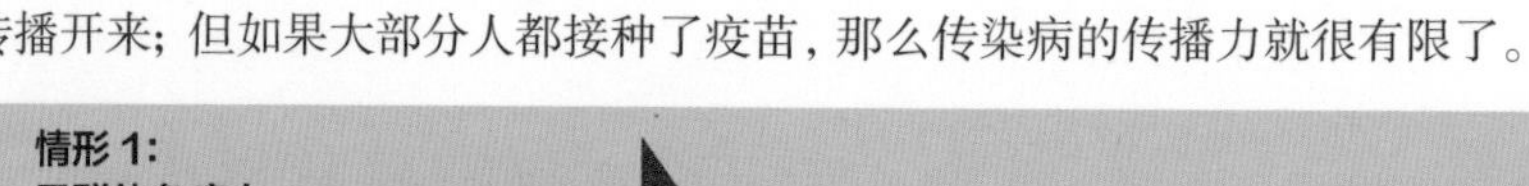

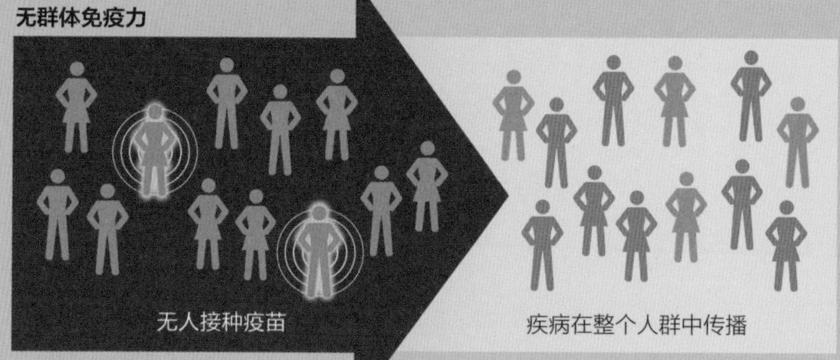

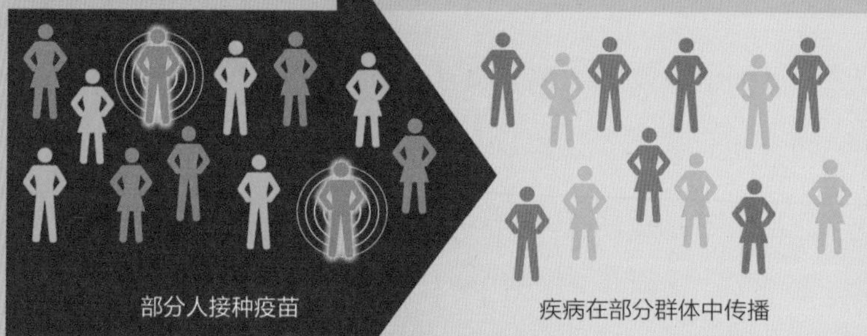

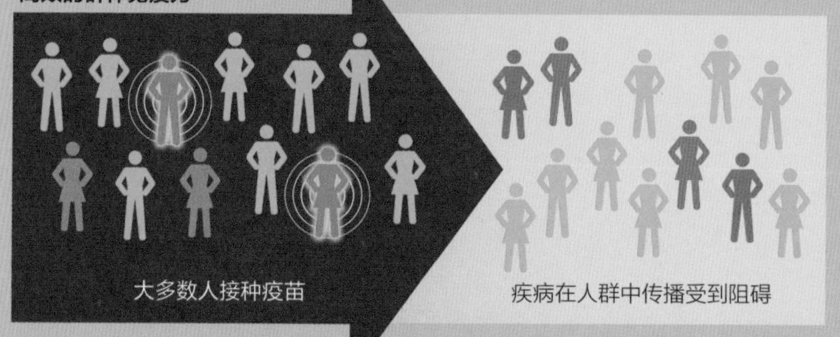

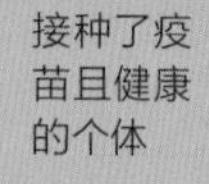

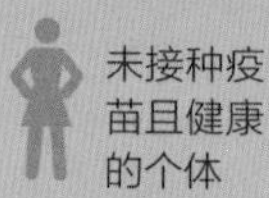

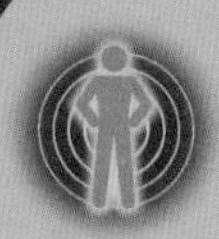

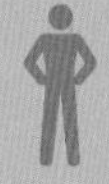

么这些人便无法接种这种疫苗。或者也可能因为艾滋病、癌症或癌症化疗等疾病削弱了人的免疫系统而导致疫苗无效。而且随着年龄的增长，人的免疫系统的功能作用也会减弱，所以老年人比年轻人更容易得病。

还有一个原因，就是有些人可能并不知道自己没有受到保护。没有一种疫苗能 100% 保护接种者；还有些人对某些疫苗没有反应。轮状病毒疫苗就是一个例子。它只保护了大约 74% 接种过的儿童。百日咳疫苗最初的有效性只有 80% 左右，而且随着时间的推移，免疫效力会逐渐减弱。因此，我们需要依靠群体免疫力来保护整个人群，即使有些成员没有进行免疫接种，也能避免传染病的大范围传播。但是如果太多的成员没有接种疫苗，群体免疫系统就会崩溃，那么传染病就会很容易地渗透到人群中，使更多的人患病。

5. 疫苗里有什么？

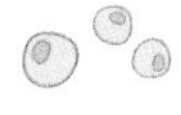

疫苗中最重要的成分是抗原，免疫系统会将其作为病原体的部分进行识别，使身体能够在未来与这种病原体对抗。为了携带这些抗原进入

人体，疫苗可能会含有一种病毒或细菌，这种病毒或细菌是已经被削弱或灭活的，或者它可能只携带来自病原体的蛋白质。疫苗还含有其他成分，使其稳定、安全和有效。

要研制一种疫苗，科学家首先要培育出目标病毒或细菌。为了生长，病毒需要宿主来感染，细菌需要一个营养丰富的环境。可以给病毒或细菌提供很好生长条件的物质包括蛋清、小鸡胚胎、昆虫细胞，以及人或牛的血清（一种来自血液的透明液体）。细菌和病毒也需要营养，如氨基酸、牛酪蛋白（一种蛋白质）、糖、碳水化合物、维生素和酵母。这些物质中的任何一种都可能残留在最终的疫苗配方中。

疫苗的主要成分可分为以下几类：

- 稳定剂，如明胶和蔗糖（调味糖），使疫苗中的所有成分混合在一起，防止成分分解和失效。
- 佐剂，最常见的是铝，可以增强人体对疫苗的免疫反应。
- 防腐剂，如流感疫苗中的硫柳汞，可以防止疫苗中有害真菌或新细菌的生长。
- 抗生素（杀死或减缓细菌生长的药物），通常是新霉素，也能阻止新细菌的生长。疫苗中的其他抗生素包括庆大霉素、多粘菌素和链霉素等。

- 甲醛用于灭活疫苗生产过程中使用的病毒和细菌。在最终的疫苗中可能有微量残留。

在非常罕见的情况下，这些成分中的一种（通常是蛋清或明胶）会引起接种疫苗的人的过敏反应。

6. 疫苗的类型

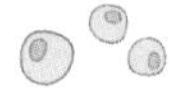

并非所有病原体的行为都是一样的。因此，科学家必须研制不同类型的疫苗来应对不同细菌或病毒的挑衅。

减毒活疫苗是通过对病原体（病毒或细菌）用减毒方式的处理而制成的。减毒活疫苗有麻疹–腮腺炎–风疹联合疫苗、水痘疫苗、轮状病毒疫苗和带状疱疹疫苗等。削弱病原体的一种常见方法是在非人类宿主中一代又一代地培养它，这样它感染宿主的能力就会越来越强。经过许多代，通常多达 200 代，这时的病原体非常擅长在某种宿主中生长，但不能再在人体内复制。对人类免疫系统来说，这些病原体看起来仍然像它们的“健全版本”，依旧会引起免疫反应，但它们的危害性非常弱，不会对人体造成伤害。减毒活疫苗能产生最强的免疫反应，但也具有最高的副作用风险。在极其罕见的情况下，少部分疫苗，如脊髓灰质炎活疫苗，在人体内会发生突变——转化成一种会导致疾病的形式。

另一种疫苗是灭活疫苗，比如狂犬病疫苗等。灭活疫苗中含有被杀死的细菌或因使用热量、辐射或甲醛等化学物质而失去活性的病毒。灭活的病原体不能在体内复制。由于灭活疫苗中的病原体不能繁殖，所以这些疫苗不会导致疾病。然而，免疫系统仍然会将灭活疫苗中的病原体视为入侵者并做出反应。这种反应通常比减毒活疫苗弱，因此人们在接种这种疫苗后，可能还需要在以后的生活中继续接种来维持免疫力。

如果是由细菌产生的毒素而不是细菌本身引起的疾病，就会使用类毒素疫苗。类毒素疫苗有白喉疫苗和破伤风疫苗等。为了制造这种疫苗，科学家们会将这种毒素灭活，破坏其有害部分，留下一种叫作类毒素的物质。当免疫系统遇到类毒素疫苗时，就会攻击类毒素。这样一来，人体的记忆细胞就将学会怎样去抵御真正的毒素。

亚单位疫苗只包括病原体的某些部分，通常是蛋白质，因为蛋白

生物命名有什么规则?

科学家们给地球上所有被确认的物种，包括植物、动物和细菌，都起了由两部分拉丁文组成的科学名称，即学名。这种对生物种类命名的规则被称为双名命名法，是由瑞典植物学家卡尔·林奈在18世纪提出的。

学名的第一部分是一个大的范畴，被称为属名，首字母需要大写。一个属内的所有生物体都是密切相关的。例如，狮子和老虎都属于豹属。学名的第二部分用来标识一个生物体所属的特定物种，与其他物种区分开来，都用小写字母表示。例如，狮子的学名是 *Panthera leo*；老虎的学名是 *Panthera tigris*。学名在印刷时需要使用斜体。

有时，物种名称被缩写，属名只用一个大写字母表示。比如，破伤风杆菌（*Clostridium tetani*），即引起破伤风疾病的细菌，可以缩写为 *C. tetani*。

质是刺激免疫系统的抗原之一。与灭活疫苗一样，亚单位疫苗不会引起疾病，不过它们也会促使人体的免疫系统对抗病原体。亚单位疫苗有百日咳疫苗和流感疫苗等。

用基因工程制造疫苗

当传统方法无效或不安全时，科学家们开始利用基因工程制造疫苗。基因工程的内容包括特意修改生物体的DNA以改变其特征。用基因工程制造的疫苗被称为重组疫苗，因为科学家们重组基因，创造出免疫系统会产生反应的物质。目前使用的乙肝疫苗就是这种重组疫苗。

为了制造一种重组疫苗，科学家们从病原体中提取部分DNA，并在实验室中对其进行操作。他们可能会删除基因、添加基因，或者修改单个基因。一种常见的方法是将致病的病原体基因插入无害的DNA载体中。这种载体通常是一种自然无害的病毒，或者由科学家们将其改造成无害的病毒。这种疫苗是由携带一种或多种病原体基因的转基因病毒制成的。不过疫苗里的病毒本身不会对接种疫苗的人造成伤害。病毒内部的病原体基因产生的蛋白质会被人体的免疫系统识别为外来的。免疫系统会产生针对这些蛋白质的抗体，产生对抗病原体的免疫力。如果接种疫苗的人再遇到这种病原体，免疫系统就会在病原体使人生病之前对其进行攻击。

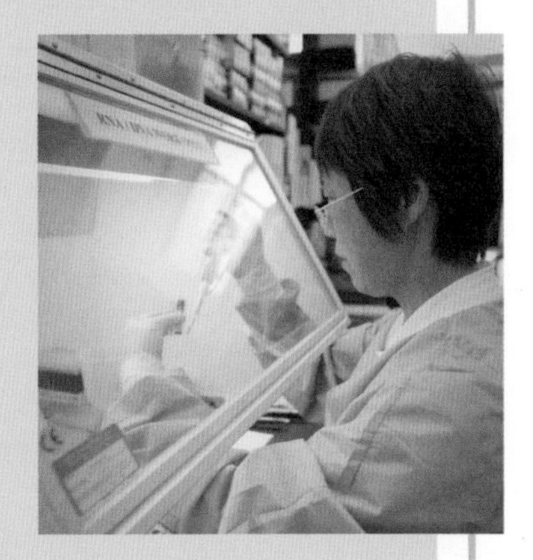

美国国家过敏与传染病研究所（NIAID）的一位科学家正在分析疫苗研究中的遗传物质

重组疫苗是利用基因工程技术生产的亚单位疫苗。重组疫苗有乙肝和人乳头瘤病毒（HPV）疫苗等。基因是一种能指导生物生长、运行和繁殖的化合物。基因存在于细胞内的脱氧核糖核酸（DNA）链状分子上。为了制造重组疫苗，科学家从致病的病原体中提取出一种能翻译某种蛋白质的基因，并将其插入病毒载体中。病毒载体在体内复制是无害的，但是它能像致病的病原体一样翻译蛋白质，且能被免疫系统识别并攻击。

结合疫苗是一种亚单位疫苗，用于防御那些在多糖（糖分子）保护层下隐藏着的细菌。婴幼儿不成熟的免疫系统是无法识别这种伪装的。结合疫苗有肺炎球菌疫苗和脑膜炎疫苗等。为了制造结合疫苗，科学家们将这种多糖附着在抗原上，这种抗原通常是一种蛋白质，也是一种免疫系统能够识别的病原体。当人体的免疫系统在攻击抗原时，免疫系统也会记住这种多糖保护层下的抗原。

DNA 疫苗是最新的疫苗类型，但它们仍处于试验阶段。DNA 疫苗还在研发中，有疱疹疫苗和流感疫苗等。为了制造这些疫苗，科学家们分析一种病原体的 DNA，目的是去了解哪些基因携带了制造抗原的指令。科学家将特定抗原的基因添加到针对特定疾病的疫苗中。当 DNA 疫苗进入人体时，其他类型的细胞（类型取决于疫苗）会接受基因并按照它们的指令制造出抗原，然后免疫系统会对抗原做出反应。

7. 疫苗的输送方式

临床医生（护士、医生和其他医疗卫生工作者）有五种方式输送疫苗：口服、通过鼻子和三种注射方式。口服疫苗包括轮状病毒疫苗、脊髓灰质炎减毒活疫苗和伤寒活疫苗等。通过鼻孔吸入的流感活疫苗是一种鼻腔疫苗。

三种注射方式分别是肌肉注射、皮下注射和皮内注射。使用肌肉注射的疫苗，如乙肝和脊髓灰质炎灭活疫苗，这些疫苗是被注射到手臂或腿部肌肉中的。皮下注射疫苗，如麻疹和黄热病疫苗，是被注射到皮肤和肌肉之间的脂肪层。皮内注射疫苗，如一种灭活的流感疫苗，只进入皮肤表层。疫苗制造商有时会将多种疫苗组合成一针，以减少患者接受注射的次数。在美国使用的两种联合疫苗是麻疹－腮腺炎－风疹联合疫苗（MMR）和白喉－破伤风－百日咳疫苗（简称百白破疫苗）。

在未来，接种疫苗可能会有更多的选择。科学家们正在探索一种无痛贴片的接种方法。这种贴片是用极小的针将皮内注射的疫苗注射到皮肤中去。还有一种贴片在注射疫苗后会溶解，类似于可吸收缝合线。还有一些科学家正在开发一种口服疫苗，这种疫苗包含在可以在舌头上溶解的薄荷糖中。另一个探索领域是食用疫苗。通过被基因改造的水果或蔬菜，可以产生蛋白质，吃下去后能激发人体的免疫反应。科学家们已经考虑将香蕉、土豆、西红柿、生菜、大米、小麦、大豆和玉米作为食用疫苗，但研究仍处于非常初期的阶段。

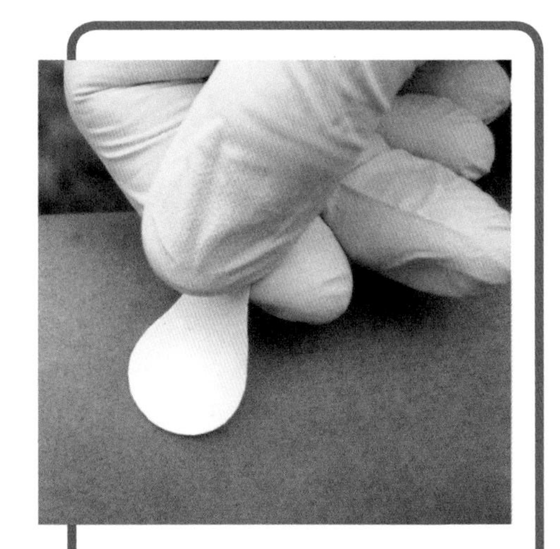

这个小贴片的底部是由佐治亚理工学院的医学工程师开发的，它包含了可以将疫苗注射到病人皮肤上的微针头。病人戴上贴片几分钟——足够让皮肤吸收疫苗——然后把它剥下来。贴片正在志愿者身上进行测试。

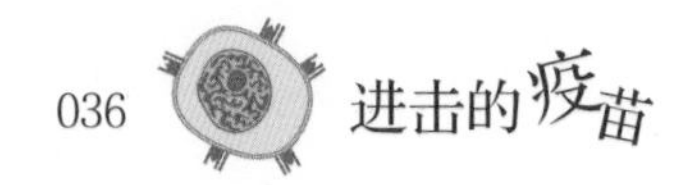

8. 疫苗接种时间表

美国佐治亚州亚特兰大市的疾病控制与预防中心的免疫实践咨询委员会（ACIP）发布了针对个人的疫苗接种时间表。该委员会由科研人员、医生和其他专家组成。它每年召开两次会议，审查关于某些疫苗有效性的证据，并对疫苗接种时间表的更改提供建议。

美国疾病控制与预防中心建议，从出生到6岁的儿童应接种10种不同剂量的疫苗，共约29次。这些推荐的疫苗可保护儿童免受13种可导致死亡或严重残疾的疾病的侵袭：乙型肝炎、轮状病毒、白喉、破伤风、百日咳、B型流感嗜血杆菌、肺炎球菌病、脊髓灰质炎、麻疹、腮腺炎、风疹、水痘和甲型肝炎。在6年的时间内（每年1次）额外的6次流感疫苗也可以保护儿童免受流感的侵袭。

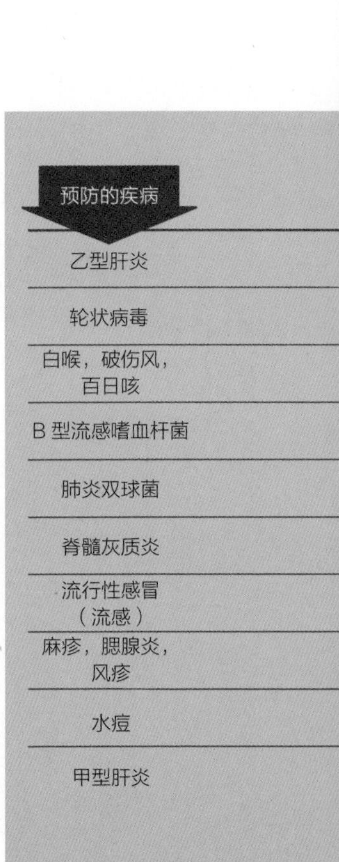

疾病控制与预防中心制定的儿童疫苗接种时间表

美国疾病控制与预防中心为婴儿和年幼儿童制定了一个疫苗接种的时间表，这份时间表对不同的疫苗有不同的剂量要求。

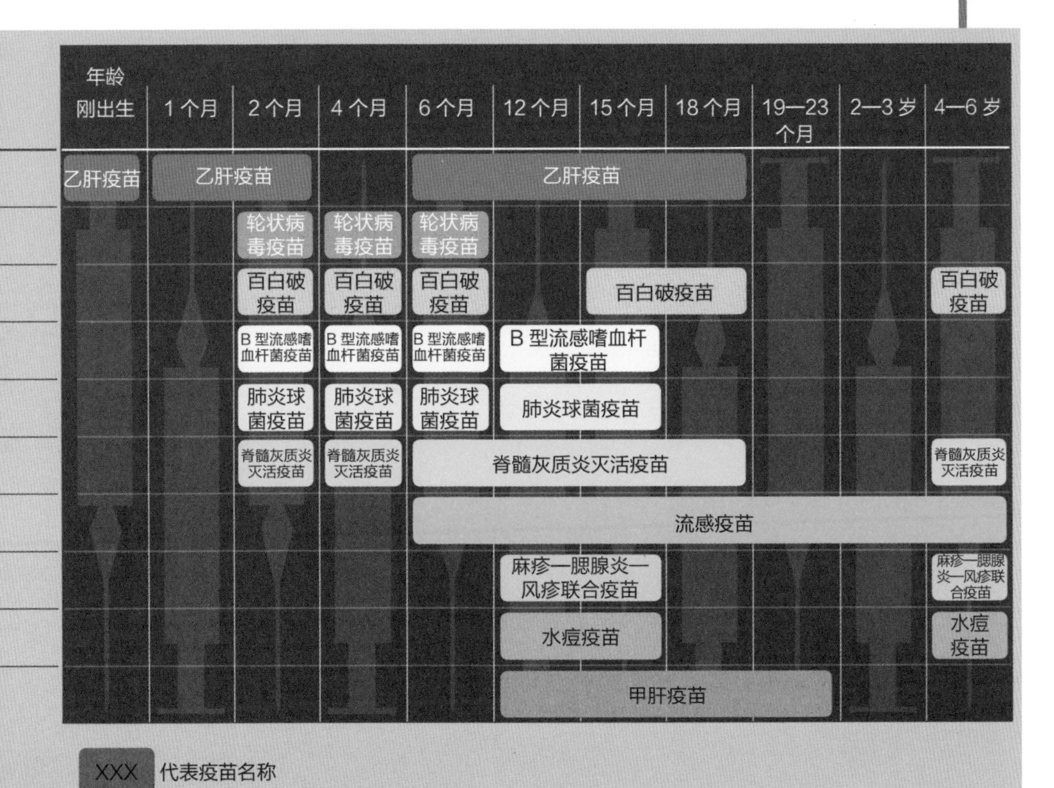

给青少年的疫苗

美国疾病控制与预防中心的疫苗接种时间表是给学龄前儿童和青少年以及婴儿提供的一份接种疫苗的建议。推荐给所有青少年的三种疫苗分别是人乳头瘤病毒疫苗、百白破疫苗的增强剂和预防脑膜炎球菌病的疫苗。脑膜炎球菌病是由四种脑膜炎奈瑟菌引起的。脑膜炎球菌病可导致血液、大脑和脊髓感染，大约 10% 到 15% 的感染者会死亡，大约 11% 到 19% 的幸存者会有严重的残疾，如大脑损伤、截肢导致的残疾或耳聋。

乍一看，疾病控制与预防中心的建议似乎有些吓人。一些家长被疫苗接种的时间表搞得不知所措，担心他们孩子的免疫系统并不能承受时间表上的所有疫苗。疾病控制与预防中心的建议有成百上千的严格研究数据做基础。这些数据能够证明时间表上的疫苗都是安全的，并给出了儿童接受疫苗的理想时间。

第二章

疫苗历史

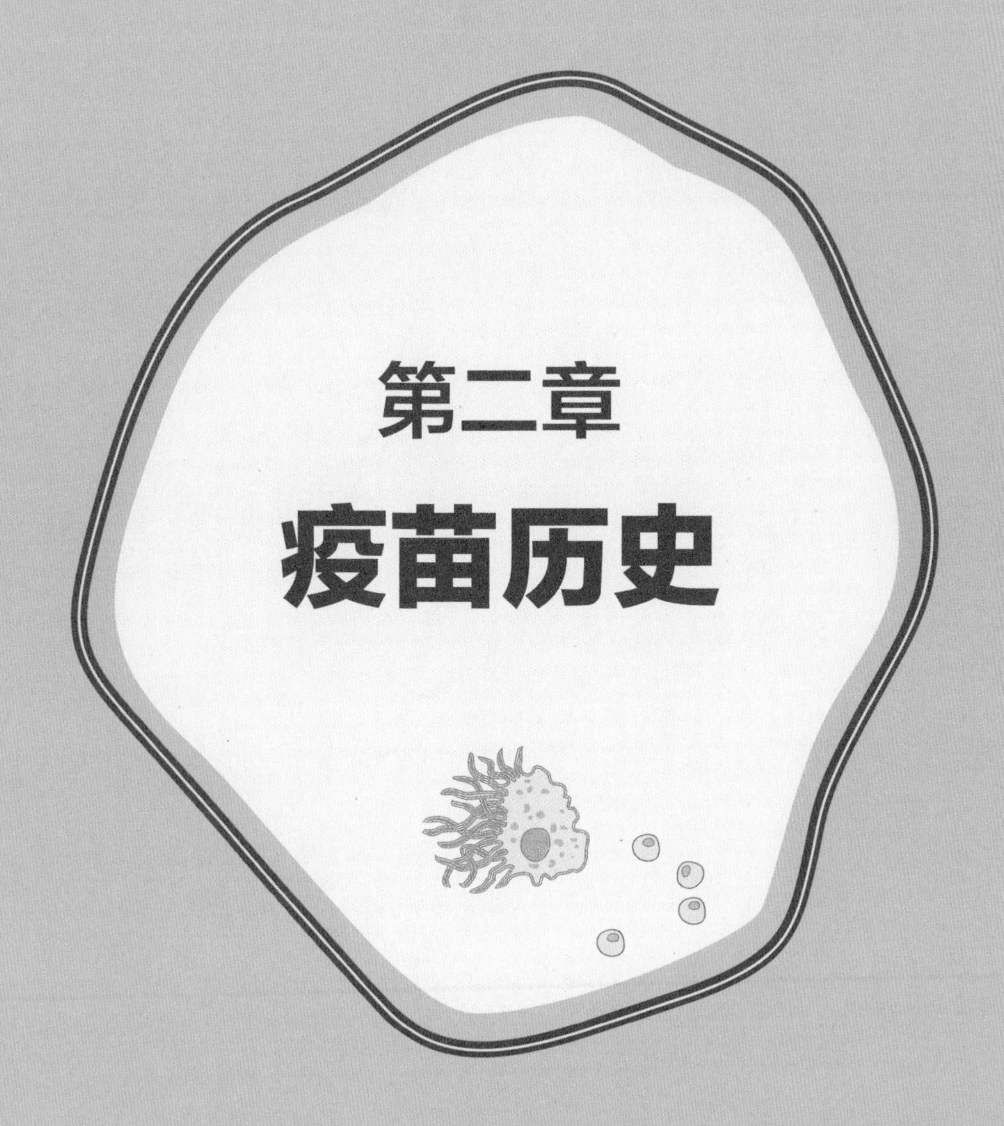

在 21 世纪，科学家们知道了微生物——病毒、细菌、寄生虫和真菌等——可以引起疾病。这个概念被称为微生物理论。一些病原体可以通过空气传播，所以病人仅仅通过共享同一块呼吸区域就可以把病菌感染给其他人。其他病原体的传播需要体液，如唾液、血液、泪液或精液等。当一个人与另一个人受感染的体液接触时，如开放性伤口、性行为或打喷嚏，病菌就会在人与人之间传播。

但早在人类发现微生物或了解微生物理论（这个理论在 19 世纪得到了证明）之前，一些人就注意到，有些曾经患过某种疾病的人痊愈后就不会再得这种病了。这些疾病中最可怕的是天花，一种通过肺部进入人体的病毒。天花会在皮肤上造成严重的水疱，留下难看的痘痕。这种病毒有时会攻击眼睛，导致失明，也会损伤肢体。从历史上看，大多数感染天花的儿童都避免不了死亡。

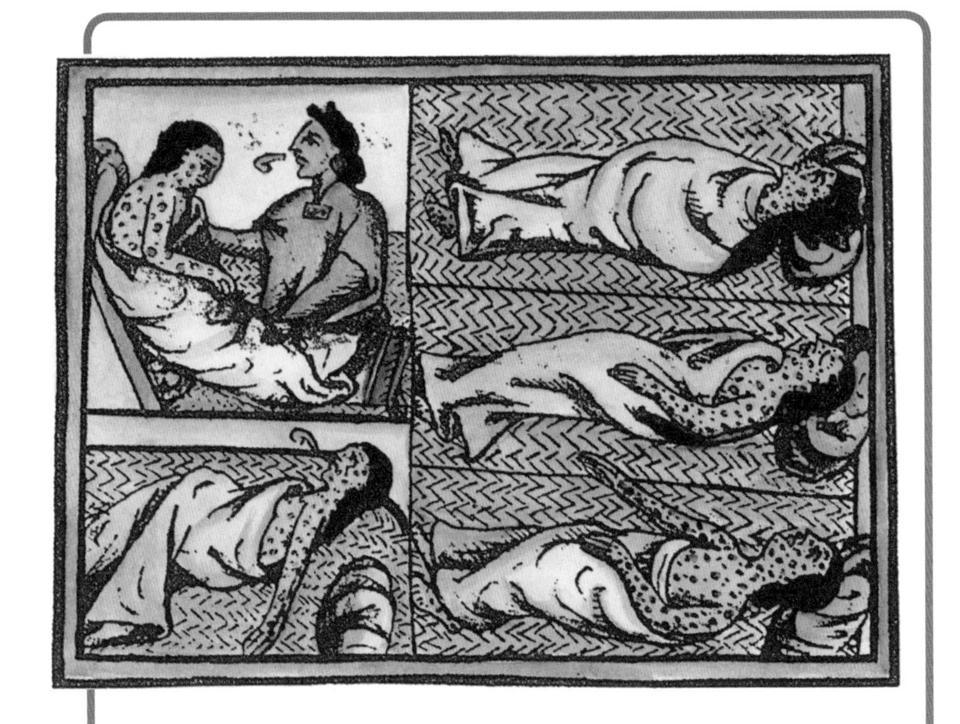

从 15 世纪晚期开始，感染天花病毒的欧洲人来到美洲，将病毒传播给美洲的印第安人。印第安人对天花没有天然的免疫力，导致这种致命的疾病迅速蔓延。16 世纪，西班牙人贝纳迪诺·德·萨哈冈撰写了《佛罗伦萨法典》（*Florentine Codex*），记录了中美洲（即后来的墨西哥）的生活和文化。这幅来自《佛罗伦萨法典》的插图展示的是死于天花的印第安人，他们身上的黑点是天花水疱。

虽然医生和科研人员在 20 世纪末根除了天花，但数千年来，人类一直害怕这种可怕的疾病。感染天花病毒后的一到两周便会开始发高烧，接下来是头痛、身体疼痛、眼睛肿胀、恶心和呕吐。病人在几天后会依次出现斑疹、丘疹、疱疹和脓疱，此时最具传染性。这些脓疱会慢慢渗出脓液，然后生皮结痂。天花病人一直到最后一块痂皮脱落前都有传染性，持续的时间是三周左右。在 20 世纪，医生们研究了古埃及的法老拉美西斯五世的木乃伊后得出结论，他脸上的损伤很可能是天花造成的。科学家认为天花可能在公元前 10000 年左右在非洲东北部出现并发展起来，然后从那里传播到中东、欧洲和亚洲。

在四种天花中，有两种几乎是 100% 致命的。第三种是重型天花，大约 30% 的感染者会死亡。这是这种疾病最常见的形式。第四种是轻型天花，它只杀死了 1% 左右的感染者。

大约在公元前 1000 年，中国和印度的医生注意到那些从天花中幸存下来的人似乎对这种疾病有免疫力。有些医生开始故意让健康的人感染轻型天花病毒，因为他们认为这样可以让感染者在以后避免患上重型天花。这个过程被称为人痘接种。医生们从轻型天花感染者身上取干痘痂，研磨成粉末。在中国，医生们让病人通过一根管子吸入这种粉末。在印度，医生们把粉末揉进病人皮肤上的抓痕里。在非洲东北部，苏丹人用感染天花的布裹住孩子划伤的手臂。通过人痘接种感染天花的人会在两到四周内出现轻微的天花症状，但这种疾病通常不会杀死人或给人留下疤痕。

1. 可怕的天花

在中世纪（约 500 —1500）的欧洲，天花是主要的杀手。从 15 世纪晚期开始，欧洲探险者将这种疾病传播到美洲。在这之前美洲从未出现过天花病毒，没有一个印第安人对这种疾病有免疫力。最初，天花只是在美洲印第安人中自然传播。但后来有的欧洲人故意用天花病毒感染当地人来杀死他们。有的欧洲人威胁说，如果当地人不同意欧洲人对土地的要求，他们就会传播这种可怕的疾病。

天花病毒在一些地区甚至消灭了整个民族。在后来成为墨西哥的土地上，天花使阿兹特克人的数量从 1519 年的 2500 万锐减到 10 年后的 650 万。在后来成为美国东南部的地区，这种疾病在 1738 年至 1739 年间夺去了 7000 到 10000 名切罗基人的生命，占部落人口的一半。

说回到欧洲，在18世纪，估计每年有40万欧洲人死于天花。玛丽·沃特利·蒙塔古夫人嫁给了英国驻奥斯曼帝国大使，奥斯曼帝国是一个曾经建立在现在土耳其的土地上的政治力量。1717年，她和丈夫以及5岁的儿子前往君士坦丁堡（今天土耳其的伊斯坦布尔），她的丈夫在那里做生意。在君士坦丁堡，蒙塔古夫人看到医生们在进行人痘接种。她因为天花留下过疤痕，她的哥哥也死于天花，她想保护她的孩子不受这种疾病的影响，所以她让医生给儿子在土耳其进行了人痘接种。回到英国后，另一位医生也给她4岁的女儿做了人痘接种。英国政府急于知道这种措施能否挽救生命，他们对6名死囚提出赦免，条件是他们同意接受人痘接种。这些进行了人痘接种的囚犯中，有些人在后来感染了天花，却并没有生病。这个实验使政府部门和更多的医生相信人痘接种是有效的。

18世纪初，在北美殖民地，清教徒牧师科顿·马瑟从一个奴隶那里了解到人痘接种的存在，这个奴隶童年时在非洲接受过人痘接种。1721年4月，当天花通过一艘轮船抵达波士顿时，它迅速成为一种流行病（一种突然暴发的疾病，产生的病例比正常预期的要多得多）。马瑟成功地说服了波士顿的一位医生，然后对242名市民进行了人痘接种。但在当时这个城市的许多其他医生强烈反对人痘接种，部分原因是出于对安全的担忧，还有部分原因是他们认为故意让健康的人感染疾病是违反道德的。直到 12 月疫情结束，242 名接种者中只有 6 人（2.5%）死亡。相比之下，5889 名自然发生天花感染的人中有 849 人（15%）死亡。这些统计数据使医生和公众相信人痘接种是有效的。乔治·华盛顿（独立战争中的美国军队总司令）知道了抗击天花的成功事例后，要求他所有的部队都进行人痘接种。

2. 詹纳的实验

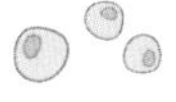

人痘接种并非没有风险。一些接受过人痘接种的人在天花流行期间仍然避免不了死亡。爱德华·詹纳是一位英国医生，他发现了一种更安全的方法来保护人们免受天花的侵害。当他还是一名外科医生的年轻学徒时，他曾听一位挤奶女工说过，那些感染了牛痘（一种主要感染奶牛的疾病）的人是不会感染天花的。这可以说是挤奶女工们的普遍共识。

当詹纳成为一名知名的医生后，他决定对挤奶女工的说法进行科学的检验。他给他 10 个月大的儿子接种了猪痘，猪痘病毒的来源是照顾他儿子的护士。这种猪痘与牛痘非常类似。之后，詹纳又给儿子接种天花，并没有发现感染。在接下来的 10 年里，詹纳研究了其他感染了牛痘的人，发现他们似乎对天花免疫。于是 1796 年 5 月 14 日，詹纳做了一个公开的实验。他从挤奶女工萨拉·耐尔姆斯手上的水疱中取出了牛痘脓液。在得到许可后，詹纳在他家园丁 8 岁的儿子詹姆斯·菲普斯的手臂上割了一个口子，把牛痘脓液通过伤口传染给了他。詹姆斯出现了持续几天的轻微发烧，两周后痊愈。随后，詹纳用新长出的天花脓疱感染了詹姆斯，但詹姆斯并没有感染天花。其他人，比如一个叫本杰明·杰斯蒂的农民，在詹纳之前也做过类似的实验，但詹纳是第一个用他的实验发表论文的人。詹纳把他的接种过程称为牛痘接种。

牛痘接种很快在英国成了预防天花的普遍做法。当詹纳实验成功的消息传到美国，牛痘接种在美国也变得很普遍。1806 年，美国总统托马斯·杰斐逊写信给詹纳，他在信里写道：“归功于你的发现……我们的后代只会从历史书上知道曾经有过这么一种可恶的病叫天花，但被你制服并消灭掉了。”

跨物种的病原体

有些病毒被称为人畜共患病病毒，在自然状态下会感染人类和其他类型的动物，如甲型流感病毒。大多数病原体只感染特定的动物，但也有变异和感染人类的可能性。如果一个人与受感染的动物近距离接触，或者食用了其中一种动物的生肉，那么这种病原体可能会在人体内变异成一种略微不同的基因形式，从而“跳跃”到人类群体中。科学家称这一过程为溢出效应。

寨卡病毒和艾滋病病毒最初感染的是猴子或猿。中东呼吸综合征（MERS）和严重急性呼吸综合征（SARS，也称非典型肺炎）也可能来自动物——中东呼吸综合征来自骆驼，严重急性呼吸综合征可能来自哺乳动物果子狸。当一种传染病在与人类生活在一起的动物群体中暴发时，科学家们会密切监测这种疾病，以遏制其蔓延。

最近对天花病毒 DNA 的分析表明，这种病毒里的两种类型可能是从 1.6 万至 6.8 万年前非洲啮齿动物身上的一种类似病毒进化而来的。如果这是真的，那么天花这种疾病最初是人畜共患的。然而，在公元 4 世纪人类第一次记录这种疾病时，它只感染人类，不再是人畜共患疾病了。

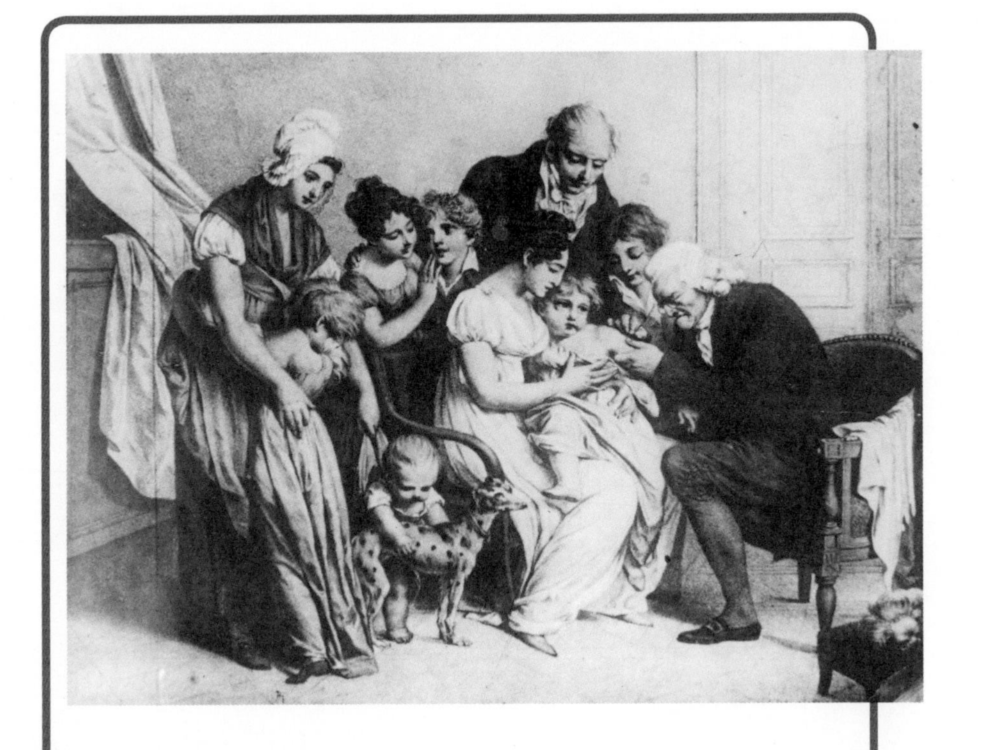

在这幅插图上，爱德华·詹纳用猪痘感染了他年幼的儿子。正是这次感染使这个男孩对天花病毒有了免疫。这个实验是詹纳研制天花疫苗的第一步。

3. 下一个厉害杀手 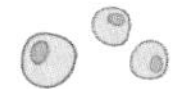

19世纪晚期，法国化学家路易斯·巴斯德和德国内科医生罗伯特·科赫创立了疾病的微生物理论，医学也向前迈出了一大步。巴斯德发现细菌会使酒变质，他认为细菌也会引起疾病。科赫故意用病原体感染动物，发现动物也生病了。

巴斯德在当时研制出了两种疫苗。第一种疫苗能预防鸡感染霍乱，第二种疫苗能预防人类感染狂犬病。疫苗的定义在一开始仅仅是指对天花的免疫，后来逐渐扩大到指对其他传染病的免疫。

在欧洲和美国，牛痘接种使天花病例逐年减少。但是在20世纪早期，脊髓灰质炎，也就是小儿麻痹症的病例在美国开始增加。脊髓灰质炎病毒是导致这种疾病的病原体，自古以来就存在。然而几千年来，这种病毒并没有引起严重的、广泛的疾病。脊髓灰质炎病毒存在于水中。在公共卫生系统和室内管道出现之前的几个世纪里，大多数婴儿通过不干净的水接触到了这种病毒。接触脊髓灰质炎病毒的婴儿通常无症状，并会对脊髓灰质炎产生了免疫力。但是那些在少年或成年后才接触到这种病毒的人可能会患上重病。脊髓灰质炎可导致永久性肌肉疼痛、虚弱和僵硬。如果病毒传播到脊髓，它会导致部分或全部身体瘫痪。一些上半身

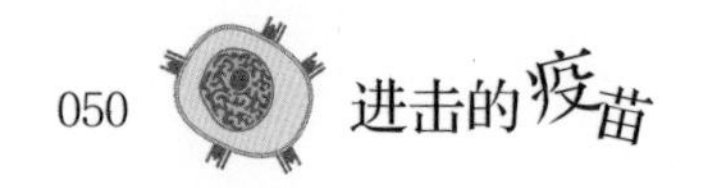

瘫痪的病人因为无法呼吸而死亡。

随着净水在美国变得越来越普遍，婴儿不再经常接触到脊髓灰质炎病毒，因此也没能自然地产生免疫力。如果他们在长大后遇到这种病毒，他们将很容易被感染。1916 年的夏天，纽约市暴发了史上最严重的脊髓灰质炎疫情之一，造成 2243 人死亡，9300 多人瘫痪，其中大多数是 10 岁以下的儿童。1928 年，“铁肺”的发展帮助瘫痪患者继续呼吸，并让许多患者免于死亡。

脊髓灰质炎的防治特别困难，因为 95% 的感染者没有任何症状，但他们仍然携带着病毒，并可以将病毒传播给他人。因此，除非出现症状，否则不可能知道谁已经被感染并具有传染性。这也使得医疗工作者很难知道应该隔离谁，因为没有办法确定谁被感染了。彼得·索尔克说：“当时的人们非常恐惧，因为这种疾病是在没有预警的情况下发生的，无法预测谁会感染谁不会。”他的父亲是研制出了脊髓灰质炎疫苗的乔纳斯·索尔克。

研究人员拼命研制脊髓灰质炎疫苗，但他们的第一次尝试以失败告终。美国总统富兰克林·D. 罗斯福自腰部以下因脊髓灰质炎而瘫痪，他把研制疫苗列为头等大事。1938 年，罗斯福成立了全国小儿麻痹症基金会，后来改名为“美国出生缺陷基金会”，为研究筹集资金。

1952 年，脊髓灰质炎的病例数量在美国达到顶峰，脊髓灰质炎成为美国历史上最严重的流行病，共有 5 万多人患病以及上千人死亡。同年，经过四年的工作和研究，美国医生乔纳斯·索尔克研制出了一种覆盖所有 3 种脊髓灰质炎毒株的实验性疫苗。1953 年 5 月 至 1954 年 3 月，在全国小儿麻痹症基金会的资助下，索尔克对他的疫苗进行了测试。他给 5300 多名志愿者注射了疫苗，其中包括他自己、他的妻子和他的 3 个儿子。没有人在接种疫苗后出现严重的副作用，试验结果是所有志愿者的血液中都含有脊髓灰质炎抗体。在索尔克的试验成功之后，该基金会开

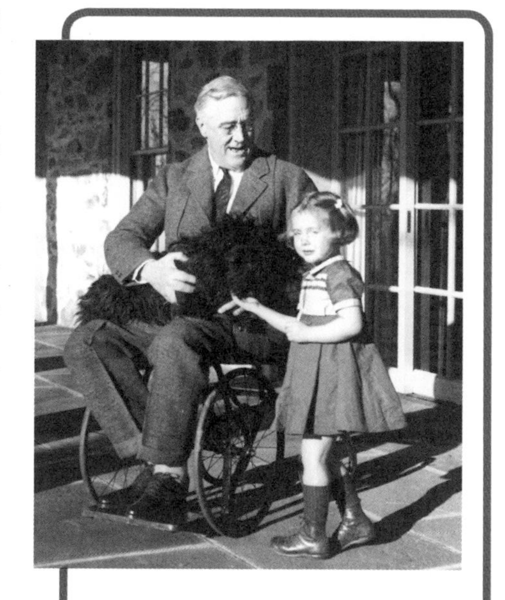

1921 年，在富兰克林·D. 罗斯福当选美国总统的 11 年前，他突然患上了脊髓灰质炎。这病使他腰部以下几乎完全瘫痪。他只能借助沉重的腿部支架走路，而且他经常需要坐轮椅从一个地方移动到另一个地方。这张照片摄于 1941 年，他和一位家政人员的孙女在一起。

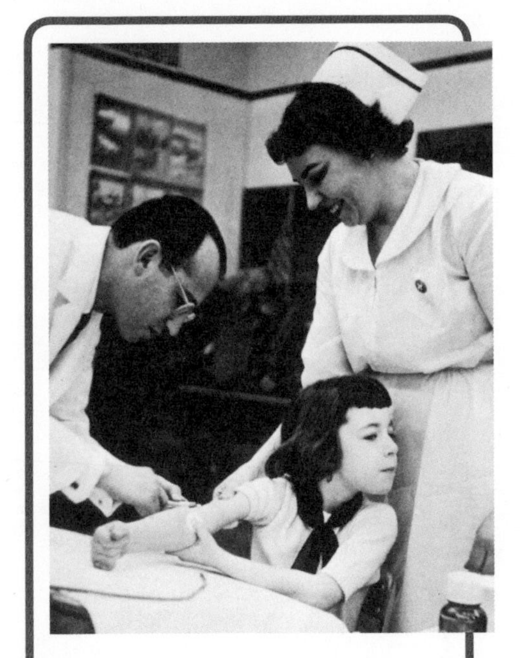

在1953年和1954年的一个试验项目中，5000多名志愿者接受了乔纳斯·索尔克的脊髓灰质炎疫苗。在这张1953年的照片中，索尔克亲自为一名脊髓灰质炎患儿接种疫苗。

始了历史上规模最大的疫苗试验，耗资750万美元，全部由私人捐款资助。在这次试验中，超过25万名志愿卫生工作者接种了疫苗，还有44个州的180多万名一、二、三年级的小学生也参与其中。

1955年4月12日，密歇根大学流行病学系主任托马斯·弗朗西斯宣布，索尔克研制的脊髓灰质炎疫苗是“安全、有效和有力的”，有80%至90%的成功率。索尔克的传记作者大卫·奥辛斯基说：“人们在街上拥抱，孩子们被允许离开学校。索尔克被邀请到白宫，艾森豪威尔总统泪流满面地对他致谢。这真是对科学和

灾难伴随着胜利

脊髓灰质炎疫苗的成功研制是公共卫生最伟大的成就之一，但就在它的发展期间，美国遭受了最大的公共卫生灾难之一。1955 年 4 月，一名 1 岁大的男孩接种了脊髓灰质炎疫苗，不见疫苗起作用，在 8 天后，他完全瘫痪了。很快，又出现了更多的瘫痪病例，这些病患都是接受了加州伯克利卡特实验室生产的脊髓灰质炎疫苗的儿童。

卡特实验室是 1955 年 4 月获得美国联邦政府许可生产脊髓灰质炎疫苗的五家公司之一。但是由于儿童接种疫苗的紧迫性，那次的疫苗研制许可程序是历史上最快的。在灭活疫苗被宣布安全有效的两个半小时后，美国政府就批准了这五家公司的许可证。在最初分发的 13 组脊髓灰质炎疫苗中，有 6 份来自卡特实验室。在第一例瘫痪病例发生的 48 小时内，卡特实验室就从经销商手中召回了疫苗。但是那时，就已经有将近 40 万美国人——其中大部分是儿童，接种了卡特实验室的疫苗。

经过实验调查，发现每 3 个普通疫苗中就有 1 个含有活病毒，而不是灭活病毒。卡特疫苗事件最终导致 51 人瘫痪，5 人死亡。更糟糕的是，由疫苗引起的脊髓灰质炎具有传染性，引发了一场流行病，导致 113 人瘫痪，5 人死亡。

到底是哪里出了错?

由于卡特实验室的设备质量不高，在疫苗生产过程中，杀灭病毒的甲醛并没有完全灭活疫苗中使用的所有病毒。卡特实验室在猴子身上测试了这种疫苗，但因为测试手段不够灵敏，无法检测到猴子体内的活病毒。该疫苗还含有一种威力特别强大的脊髓灰质炎病毒，这种病毒会使免疫反应更强，但也导致了更多的瘫痪病例。同年，美国卫生部门发现另一家制药公司惠氏也生产了带有活病毒的脊髓灰质炎疫苗。这些疫苗大约导致了 11 例瘫痪病例。灾难发生后，美国政府加强了对疫苗制造许可的监管，制造商也加强了安全程序。

医学研究充满信心的光辉时刻。”从 1955 年到 1962 年，医护人员在美国各地接种了大约 4 亿剂索尔克的脊髓灰质炎疫苗。在此期间，美国的脊髓灰质炎发病率下降了 96%。

4. 脊髓灰质炎疫苗走向全球

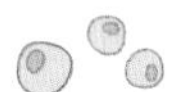

乔纳斯·索尔克的脊髓灰质炎疫苗是一种灭活疫苗。在俄亥俄州的辛辛那提儿童医院里，阿尔伯特·沙宾博士研制了一种脊髓灰质炎活疫苗，并于 1957 年至 1959 年在东欧、亚洲和拉丁美洲进行了试验。美国食品药品监督管理局（FDA）——一个管理药物和医疗器械的政府机构，在 1961 年和 1962 年批准了四种不同的疫苗配方。

沙宾疫苗不像索尔克疫苗那样安全，但是它比索尔克疫苗便宜。此外，索尔克疫苗必须注射，而沙宾疫苗是口服的，只需要在口腔中滴入两滴液体。即使没有接受过医学培训的人也可以接种这种活疫苗。这些优势使沙宾疫苗成为世界范围内大规模进行脊髓灰质炎免疫接种的较好选择。

美国最近的一个脊髓灰质炎病例发生在 1979 年。1988 年，世界卫生组织（WHO）——一个位于瑞士日内瓦的国际机构——制定政策和计划来改善全世界人民的健康，开展了一场在世界各地根除脊髓灰质炎的运动。随着脊髓灰质炎疫苗的普及，世界卫生组织于 1994 年认证北美和南美无脊髓灰质炎，随后澳大利亚和亚洲大部分地区也于 2000 年

天花的根除

由于疫苗接种的推广和普及，美国的最后一例天花病例发生在1949年。在接下来的几十年里，疫苗接种消灭了欧洲和东亚的天花。但在其他地方，天花仍在传播。1967年天花在全球感染了1500万人，其中200万人死亡。1967年初，世界卫生组织启动了旨在彻底消灭天花的“加大力度根除天花计划”。美国医生和流行病学家唐纳德·A.亨德森领导了这个项目。

天花斑疹是不容易被弄错的，这使得人们很容易识别出患有天花的人。这对根除工作至关重要，因为它使世界卫生组织的工作人员能够容易地分辨出已经被感染的人，并迅速为他们经常接触的人接种疫苗。世界卫生组织的这个计划很成功。20世纪70年代，天花在印度和中亚基本消失了。

1977年10月26日，在东非的索马里，23岁的医院厨师阿里·马奥·马阿林被发现患有天花。在短短两周内，世界卫生组织的工作人员追踪并为那些可能接触过他的54777人接种了天花疫苗。马阿林是地球上最后一个已知的天花患者。

1979年10月26日，在马阿林病例出现整整两年后，世界卫生组织总干事在肯尼亚内罗毕宣布天花永远消失了。虽然有实验室仍保存有天花病毒样本，但这种疾病在自然界已被根除。（几十年来，科学家们一直在争论是否要销毁这些样本。一些专家担心恐怖分子会释放非法供应的天花病毒来伤害某些群体。如果这种情况真的发生，政府部门将需要生产疫苗来保护受影响的目标人群。）2013 年，马阿林死于疟疾。在他生命的最后十年里，他一直与卫生部门的工作人员一起致力于消灭索马里地区的脊髓灰质炎病毒。

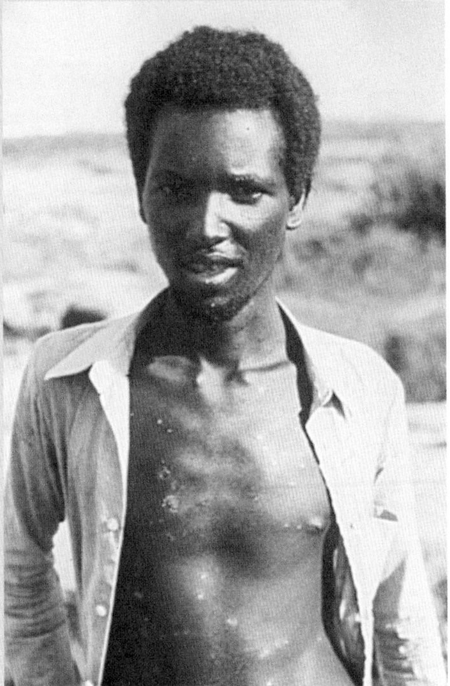

最后一个已知的天花患者是索马里人阿里·马奥·马阿林，他在 1977 年感染了天花并存活了下来。正如这张未注明日期的照片所示，这种疾病在马阿林的身上留下了瘢疤

获得认证，接着 2002 年获得认证的是欧洲，2014 年是东南亚。

世界卫生组织根除脊髓灰质炎的最初目标定在 2000 年。虽然到了 2000 年，每年的脊髓灰质炎感染人数自 1988 年以来下降了 90%，但是脊髓灰质炎并没有完全从地球上消失，它仍然发生在阿富汗、尼日利亚和巴基斯坦等国家和地区。2014 年，它再次出现在叙利亚，那里内战肆虐，疫苗接种工作在混乱中以失败告终。如果已感染脊髓灰质炎却并不知道的人前往其他几个国家，脊髓灰质炎也可能在这些国家卷土重来。如果感染脊髓灰质炎的人到达一个没有这种疾病也没有对其进行广泛免疫的地区，脊髓灰质炎很可能会在该地区大规模暴发。

5. 全球疫苗的挑战

进入 21 世纪，世界卫生组织在世界各地为许多不同的疾病开展了疫苗接种项目。在世界范围内分发疫苗的一个主要挑战是保持有效的冷链运输。这意味着在疫苗从刚生产到最终被接种的整个过程中，都要将疫苗保持在适当的温度内。大多数疫苗必须保持在 2℃ ~ 8℃的温度内冷藏。如果疫苗的温度过低或过高，它们可能就会失效，甚至变得危险。疫苗通常被装在轮船和卡车上的冷藏集装箱中被送往各个地方。在贫穷国家，许多村庄很难将疫苗送达，因为那些地方没有便利的交通网络。为了到达偏远地区，疫苗接种人员（为人们接种疫苗的医疗卫生工作者）常常必须骑自行车或步行。在这种情况下，他们会使用绝缘的冷却器携带疫苗。

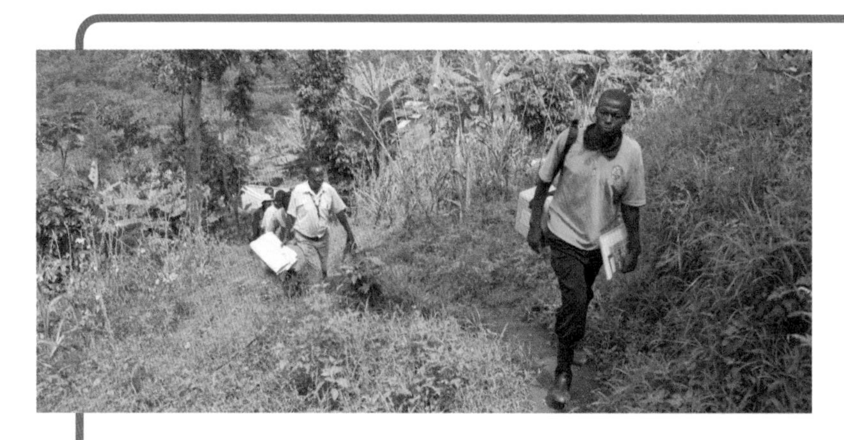

经过2个小时的车程和2公里的步行，医护人员将装在冷却器中的疫苗带到乌干达的一个村庄。这个村庄离周围的诊所和医院都很远，居民不能很方便地带他们的孩子去接种疫苗。所以，医护人员只能自己把疫苗带到村里给孩子们接种。

战争会使疫苗接种变得更加困难。世界上有许多家庭生活在活跃而危险的战乱区。一些人为了逃离战争，住在难民营。世界卫生组织的全球根除脊髓灰质炎行动发言人索娜·巴里解释说，在这些地方很难给儿童接种疫苗。“在边远的、政治和经济不安全的地区，很难接触到儿童。这些地区是世界上最危险的地方。”她说，“我们怎样才能帮助到那些住在路边的孩子，那些可能坐在公交车上的孩子，那些没有得到任何医疗服务的移民的孩子？”

疫苗短缺是另一个后勤方面的挑战，特别是在疾病意外暴发期间。在2016年，非洲安哥拉和刚果民主共和国暴发了大规模的黄热病疫情。在当时，世界上的大多数地区已经不再发生黄热病了，因此很少有公司生产黄热病疫苗。国际疫苗接种人员迅速完成了600万剂疫苗的紧急储备。但因为疫苗数量有限，疫苗接种人员被迫只能给每个接种者常规剂量的五分之一，这种剂量的疫苗只能提供一年的保护，而常规剂量能提供十年的保护。在2016年年底疫情结束之前，估计已有大约400人死亡。

在许多国家，疫苗接种人员也面临着抵制，有时甚至会发生暴力冲突。例如，在巴基斯坦，一个名为“塔利班”的恐怖组织的领导人因为一些理由对世界卫生组织的疫苗接种人员产生了怀疑。2010年，美国中央情报局（CIA）——美国的国家情报机构，想要确认奥萨马·本·拉登的位置。本·拉登是2001年9月11日美国恐怖袭击事件的主谋，那次袭击造成近3000人死亡。中央情报局怀疑本·拉登和他的家人住在巴基斯坦阿伯塔巴德的一所房子里。为了证实这一点，中央情报局曾经计划安排卫生工作者在给那家孩子接种乙肝疫苗时收集一点血液样本，然后再由技术人员秘密分析血液中的DNA信息，并与档案中本·拉登其他家人的DNA信息进行比对。来自同一个家庭的成员们DNA信息会非常相似，所以分析DNA信息将有助于确认这些孩子是不是本·拉登的后代。如果这些孩子被确认是本·拉登的家人，那么中央情报局则有理由相信本·拉登很可能住在这所房子里。之后，美国军方会突袭这所房子，逮捕或杀死本·拉登。但接种疫苗的计划失败了，所以美国情报人员改用其他方法来确认本·拉登是否住在这所房子里。（2011年5月，美国海豹突击队突袭了本·拉登的住所，并击毙了他。）

在以上疫苗接种计划被曝光后，世界各地的公共卫生部门都予以谴责。他们认为这抹黑了国际疫苗接种和医疗工作人员的努力，破坏了民众对当地医疗工作人员的信任。与此同时，塔利班在巴基斯坦禁止接种疫苗，因为他们认为所有的接种人员都是美国间谍。自2012年12月以来，塔利班在巴基斯坦杀害了大约80名疫苗接种人员或试图保护他们的人。疫苗接种人员有些遭到枪击，或者被狗袭击，有些甚至被泼上汽油并被点燃。

2013 年 2 月，尼日利亚也发生了类似的暴力事件。尼日利亚的宗教领袖十年来一直不信任疫苗的安全性。2003 年，政治和宗教领袖鼓励尼日利亚北部三个州卡诺、赞法拉和卡杜纳的居民拒绝接种脊髓灰质炎疫苗，因为他们担心来自西方发达国家的疫苗可能导致艾滋病、癌症或不孕不育。一个来自卡诺的医生说："我们认为有现代希特勒（阿道夫·希特勒， 在第二次世界大战期间他下令杀害了数百万名犹太人）存在，可能故意掺杂不孕不育的药物到口服的脊髓灰质炎疫苗中，甚至可能是会导致艾滋病的病毒。"

尼日利亚的抵制疫苗运动持续了 11 个月。在世界卫生组织、联合国儿童基金会（UNICEF）和尼日利亚政府的代表会晤后，地方领导人同意在 2004 年 7 月恢复疫苗接种。但抵制行动付出了代价。从 2003 年到 2006 年，尼日利亚的脊髓灰质炎的病例增加了 5 倍。

暴力活动中断了世界卫生组织的根除脊髓灰质炎的行动，导致一些地区的脊髓灰质炎病例依旧在增加。出于对自身安全的担忧，一些疫苗接种人员已经停止工作。但尽管存在危险，而且工资极低，还有一些人在继续疫苗接种的工作。全球根除脊髓灰质炎行动负责人埃利亚斯·迪

“根除”与“消除”

根除一种疾病和消除一种疾病不是一回事。根除一种疾病意味着将其从地球上彻底清除。根除后，任何地方都不会有人感染它。

公共卫生部门试图通过先控制一种疾病然后再实现根除。它们减少了这种疾病的新病例（发病率）和现有病例（患病率）。当某个地区的某种疾病的发病率为零时，就意味着这种疾病已在该地区被消除。消除意味着这种疾病不再是流行的，也不会在这个地区内自行传播。如果有感染者从其他地方进入该地区，公共卫生部门必须控制疫情。只要他们这样做了，这种疾病仍然会被认为在该地区是已经被消除了。只有在一种疾病在世界所有地区被消除两到三年之后，才能宣布这种疾病已经被根除。

能根除的疾病并不多。医疗卫生部门必须要有阻断疾病传播的有效方法，通常是一种疫苗，而且还必须能够准确地识别、诊断和跟踪感染者。识别感染者，这对天花来说很容易，但脊髓灰质炎则比较困难。同时，这种传染病的病原体还必须只存在于人类宿主中，不能生活在其他动物或环境中，否则即使在人群中被消灭，它也可能通过其他动物再次感染人类。如果一种疾病符合这些标准，各国必须承诺提供足够的资金、资源和政策支持来开展根除工作。麻疹、腮腺炎和风疹是少数几种符合这些要求的疾病。

里说："那些在高危地区毫无畏惧一直在继续工作的疫苗接种人员才是这场战役的真正英雄。他们不是受过战斗训练的士兵，他们只是在做正确的事情。"

索娜·巴里强调，尽管存在抵抗，但疫苗接种工作必须继续。她说："如果我们现在不在这些地区消灭脊髓灰质炎，它就会卷土重来。我们不能让巴基斯坦和阿富汗边境的儿童受到的保护比瑞士儿童少。这是道义上的责任。"

第三章
疫苗研发

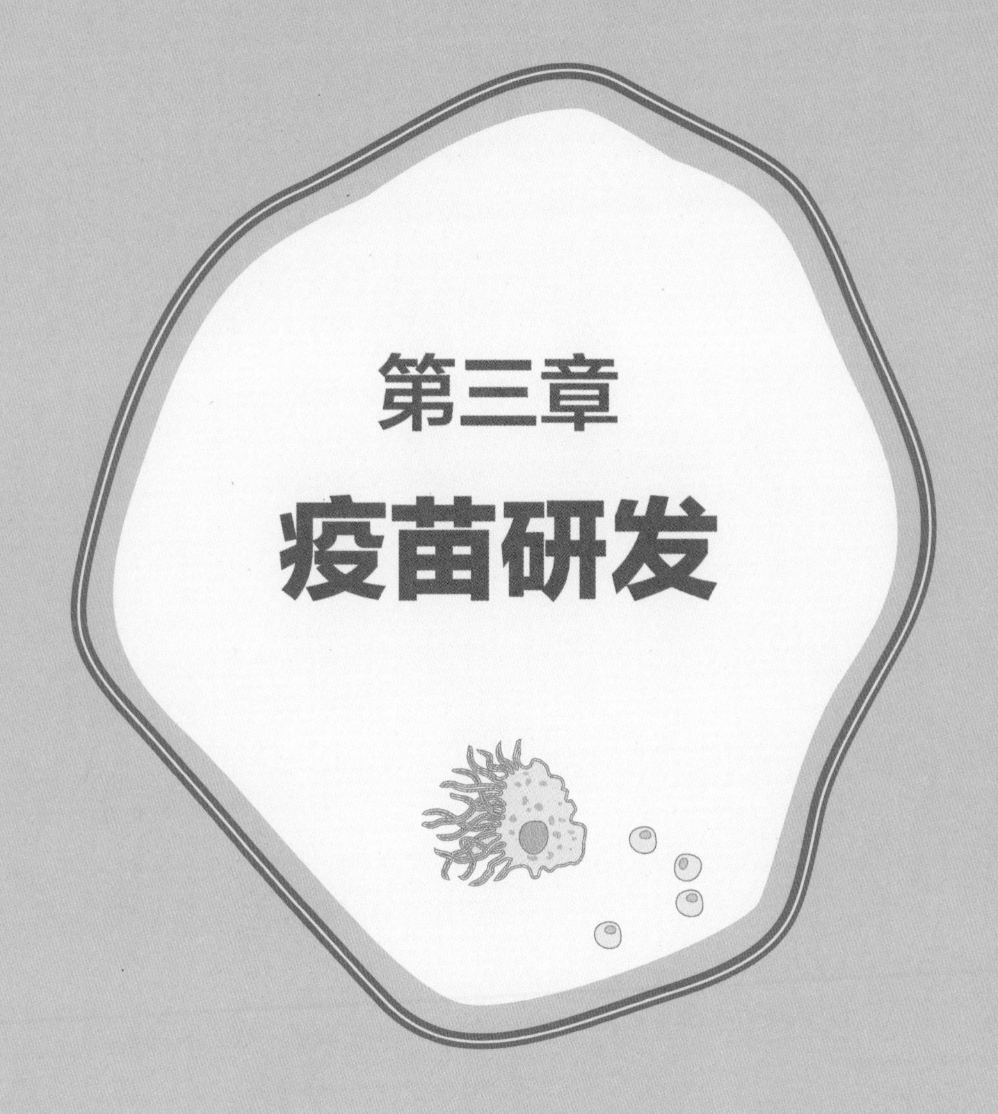

疫苗的研发从来不是一项简单的小任务。

疫苗学家首先要研究微生物本身。微生物是如何攻击身体的？免疫系统是如何反击的？疫苗学家是怎样让免疫系统准备好对抗这种特殊的微生物呢？

每个病原体都会带来不同的需要解决的难题。科学家必须研究生物的每一部分——无论是病毒、寄生虫、细菌还是细菌释放的毒素。他们观察病原体与人类免疫系统相互作用的各个步骤。然后他们必须弄清楚怎样使用病原体的某一部分，或者怎样将其与其他物质结合，从而使免疫系统误以为它是真正需要攻击的入侵者。

“事实上，病毒和细菌的工作方式不同，抵御它们的免疫反应也不是相同的，这意味着不可能开发一种疫苗来解决所有的问题。”疫苗学家斯坦利·普洛特金解释道，“在考虑将疫苗用于人类之前，我们必须

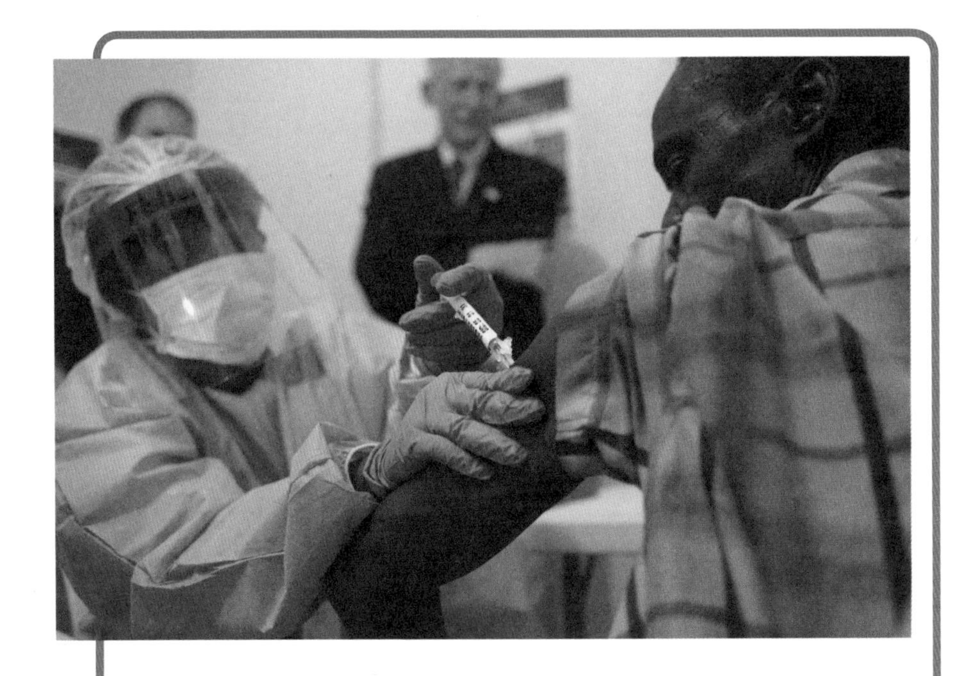

2015 年，在西非埃博拉疫情最严重的时候，美国国立卫生研究院（NIH）和利比里亚卫生部研发了一种埃博拉疫苗，并在志愿者身上进行了测试。图为一所利比里亚蒙罗维亚的医院里，一名护士正在注射疫苗。

了解这种生物的生理机制，并要在动物身上做大量测试，因为我们需要一些证据证明疫苗是安全的，并需要一些数据证明疫苗是有效的。”

英国牛津大学疫苗研究人员迈克尔·谢伊说："要使疫苗有效，必须满足四个条件：一是免疫系统必须能够产生有效的反应；二是反应必须包括病原体的所有主要菌株；三是疫苗必须能够廉价有效地生产；四是疫苗的副作用必须小到能被公众接受。"

时间和金钱是两个必不可少的关键条件。首先，大学、政府机构和制药公司的科学家在实验室中研究病原体长达数年，有时长达数十年。他们通过实验来了解哪种疫苗对某种病原体最有效。他们会研发多种潜在的疫苗，然后在猴子等动物身上进行测试，以了解疫苗在人类身上的作用，并确定安全剂量。如果一种疫苗看起来很有潜力，研究人员会进行一系列的试验或测试，让一组志愿者接种疫苗；大学和其他研究机构负责监督；私人组织、政府机构和制药公司会资助这项研究。如果结果证明疫苗是安全和有效的，食品药品监督管理局或其他国家的类似组织将批准该疫苗。随后，食品药品监督管理局还会批准一些制药公司生产和销售疫苗。

普洛特金估计疫苗研发和批准的最快期限大约是 7 年，还有许多疫苗需要更长的时间，有的甚至长达 20 年。研发和批准使用疫苗期间的费用需要 5 亿到 10 亿美元。

除此之外，还有人的因素。疫苗学家必须为漫长而艰苦的研发疫苗工作做好准备。“在实验室里，一个人必须是悲观主义者，但总体上又要是乐观主义者。”普洛特金解释道，“你必须对自己做出来的东西进行严格的自我批判，你需要一直查找疫苗中的错误。但另一方面，如果你不是一个乐观主义者，你就不应该进入到疫苗研发的队伍中，因为这是一项长期的工作，一时的满足感并不是它的意义所在。”

疫苗学家工作很长时间，有时回报并不一定会到来。自 20 世纪初以来，研发中的疫苗有数百种，但它们有的停滞不前，有的被放弃。在这一过程中的任何阶段，任何障碍都可能阻碍疫苗的研发。例如，一种疫苗可能由于缺乏研究资金而被搁置。或者出于安全考虑、缺乏有效性，或者缺乏公众或政治利益，研发过程可能会被叫停。或者因为某种疫苗的制造成本很高，制药公司害怕赔钱，而对生产某种疫苗不感兴趣。

疫苗的研发进程往往取决于人们对特定疾病的关心和担忧。例如，由加拿大公共卫生局监督研发的埃博拉疫苗，在 2005 年有进展后，因为没有引起太多关注而被搁置了多年。2014 年，西非暴发了历史上最严重的埃博拉疫情，两名美国医护人员感染了这种病毒。在那之后，人们对这种疫苗的兴趣大增，研制出有效的埃博拉疫苗成为当务之急。在两年内，科学家通过临床试验成功研制出了一种疫苗。正如埃博拉疫苗的故事所显示的那样，社会的反应对疫苗的研发至关重要：这种疾病是

疫苗研制中的动物试验

在对人类进行临床试验之前，科学家先在动物身上测试疫苗。由于非人类灵长类动物（如猴子和猿）的身体与人类相似，研究人员经常使用它们进行疫苗测试。猕猴是疫苗测试中最常用的动物。科学家还会使用老鼠、大鼠、兔子、绵羊、猪、牛、马和其他种类的猴子。

利用动物进行科学研究是有争议的。许多人认为这是不道德和残忍的。近年来，有关对待研究动物的法律越来越严格，一些欧洲国家已经禁止使用某些动物，尤其是灵长类动物。

在美国，一个名为“善待动物组织”（PETA）的动物权利组织呼吁停止动物试验。迫于善待动物组织的压力，美国国立卫生研究院在 2015 年宣布，所有现有的黑猩猩（类人猿的一种）研究将立即叫停，黑猩猩会被转移到一个保护区。该机构将不再支持对黑猩猩的研究。然而，使用其他灵长类动物的研究仍在继续。

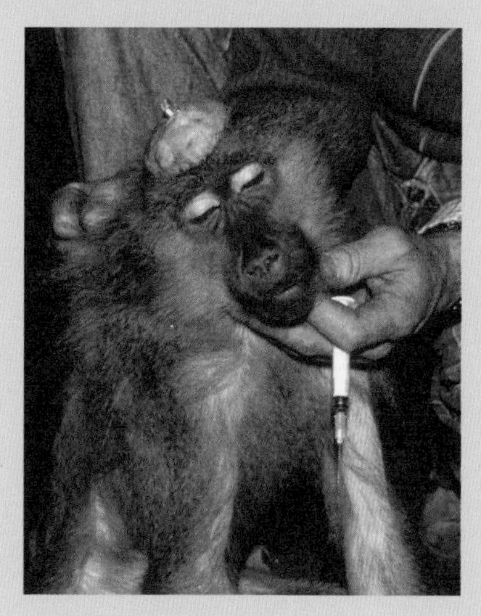

动物权利活动家谴责的试验包括这种切开猴子和狒狒的头骨来研究人类癫痫

一期、二期、三期临床试验

新疫苗和药物的试验涉及几个阶段的研究。一期临床试验规模很小，通常只有20到100人参与。通过这些测试来评估药物或疫苗的安全性和剂量。参与者要么是健康的（就疫苗而言），要么是患有该药物治疗的病症。他们经常因为参与而得到报酬。一组志愿者接种疫苗，另一组志愿者接种安慰剂（没有效的假疫苗），这样科学家就可以对两组进行比较。规模更大的二期临床试验涉及数百名志愿者，重点关注药物的疗效（产生结果的能力）和副作用。三期临床试验涉及成百上千的参与者，并进一步评估药物或疫苗的效果。三期临床试验的研究还要寻找在较小的试验中难以发现的副作用。

所有试验的参与者必须提供知情同意证明：他们必须在充分了解试验的目的、程序，以及可能发生的所有风险、好处和副作用之后，以书面形式同意参加试验。在试验过程中，他们可以随时提问，也可以随时停止参与。

美国卫生与人类服务部（HHS）对涉及美国儿童的研究有具体要求。所有试验都需要父母一方或双方或监护人的知情同意。在可能的情况下，如果孩子足够年长、足够成熟、足够健康，则需要征得孩子本人的同意（同意参与试验）。

只有很小一部分药物通过了三期临床试验的审批。在获得食品药品监督管理局的许可后，就可以在普通人群中进行额外的四期临床试验阶段研究。这些研究的目标是将该药物与其他类似产品进行比较，并评估其长期的有效性和安全性。

否足够可怕或者造成的死亡和残疾是否足以证明疫苗的合理性和必要性，是否有足够多的人关心阻止这种疾病，是否有足够多的人愿意接种疫苗，公众是否会容忍疫苗可能存在的副作用。对其中任何一种说“不”，都可能阻碍疫苗的研发进程。在数百种研发的疫苗中，只有小部分通过了这些要求。

1. 杰出的疫苗研发者

与埃博拉疫苗不同，脊髓灰质炎疫苗从一开始就得到了公众的大力支持。脊髓灰质炎疫苗研制成功后不久，世界进入了疫苗研发的黄金时代。从 1960 年到 1980 年，科学家研发了麻疹、腮腺炎、风疹、脑膜炎、肺炎、黄热病、乙肝、伤寒和 B 型流感嗜血杆菌疫苗。来自世界各地的团队都为此做出了很大的贡献。宾夕法尼亚州费城儿童医院传染病部门负责人、轮状病毒疫苗的共同研发者保罗・奥菲特说，莫里斯・希勒曼是“20 世纪首屈一指的疫苗学家”。

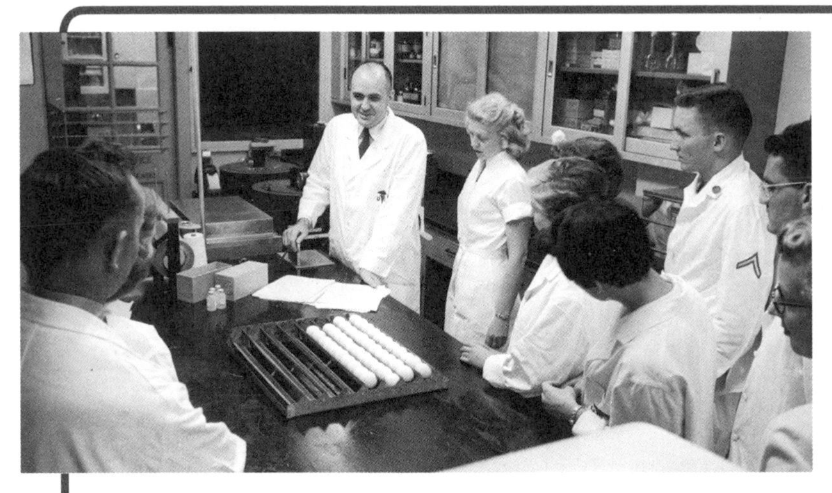

1957 年，莫里斯・希勒曼在马里兰州银泉市的沃尔特・里德陆军研究所与他的科学团队谈话。图上的桌子中央放着一个装满鸡蛋的托盘。疫苗学家使用蛋白来培养病毒和细菌，并以此来制造疫苗。

希勒曼开发了 40 多种疫苗，包括甲肝和乙肝疫苗、水痘疫苗、麻疹疫苗、腮腺炎疫苗、风疹疫苗、脑膜炎疫苗、肺炎疫苗和 B 型流感嗜血杆菌疫苗等。他还发现了甲型肝炎和其他病毒。美国国家过敏与传染病研究所所长安东尼·福奇表示："纵观整个疫苗学领域，没有人比他（莫里斯·希勒曼）更有影响力。"

1919 年 8 月，希勒曼出生在美国的蒙大拿州。希勒曼曾获蒙大拿州立大学和芝加哥大学的博士学位。在 25 岁时，希勒曼研发成功了他的第一种疫苗——乙型脑炎疫苗。"希勒曼是一个工作非常努力的人，具有惊人的逻辑性，并且非常强硬和固执。" 奥菲特说，"他是聪明和坚韧的结合体。他希望每个人都像他一样努力。"

1963 年 3 月 21 日的一个早晨，希勒曼 5 岁的女儿喉咙痛、发烧，并且腺体肿大。希勒曼识别出是腮腺炎的症状，这种疾病有时会导致耳聋。那时，希勒曼在默克公司——一家制药公司工作。他开车去他的实验室拿取设备，从他女儿的嘴里刮取细胞。然后他回到实验室，把细胞储存在冰箱里。希勒曼从他女儿的细胞样本中分离出腮腺炎病毒，并在他的实验室中培养出了更多的病毒进行研究。1967 年底，他研发出了一种腮腺炎疫苗。他的另一个女儿还是首批接受疫苗试验的儿童之一。

在接下来的 20 年里，希勒曼研发出的疫苗比历史上任何一位科学家都多，其中包括美国疾病控制与预防中心推荐给儿童的 14 种疫苗中的 8 种。希勒曼研发的最后一种乙肝疫苗于 1981 年获得许可。这是第一种使用人类血液开发的疫苗，也是第一种预防癌症（肝癌）的疫苗。奥菲特说：“他（希勒曼）的工作是前无古人后无来者的，他将永远是历史上最多产的疫苗研发者。”希勒曼研发的每一种疫苗都有正确的理由，是为了帮助孩子们，使他们免于死亡，从来都不是为了他自己。

2. 禽流感病毒

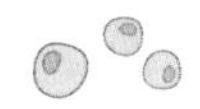

所有的生物都是一代一代地进化而来的。突变或基因突变，在每一代都是随机发生的。如果某种突变提高了生物体的生存机会，那么该生物体就会茁壮成长并繁殖，而且它的后代通常也会发生基因突变。通过这种方式，这种变化会逐渐成为该物种遗传构成的永久组成部分。例如，一些种类的老鼠和臭虫已经进化到可以在人类试图杀死它们的毒药和杀虫剂中生存下来。通过进化，狗与它们的祖先狼不一样，发展出了吠叫的能力来与人类进行交流。

微生物也在进化。当它们繁殖时，其遗传物质中的随机突变会遗传给后代。在爬行动物或哺乳动物等复杂生物中，这一过程可能需要数千年或数百万年。但是在单细胞的微生物中，它们可以在几个月或几分钟内发生。有些病毒是保持稳定的，随着时间的推移很少变异，如麻疹。其他的一些病毒，如流感病毒却变异得非常快，甚至比疫苗学家研发疫苗的速度还快。由于流感病毒变异速度快，所以疫苗学家必须每年研发一种新的流感疫苗。

流感病毒迅速变异有两个原因。首先，它的遗传物质是由核糖核酸（RNA）而不是脱氧核糖核酸（DNA）构成的。RNA 和 DNA 一样，是一组分子的集合，它们携带着生物体如何生长和运作的指令。RNA 只有一条基因链，而 DNA 有两条。当 DNA 复制时，细胞会对一条链和另一条链进行双重检查，以确保基因复制正确。RNA 没有这种双重检查功能，所以突变会被忽略。其次，流感病毒的复制速度也非常快，它快速复制的速度会导致许多基因错误。

流感病毒会经历两种不同类型的突变。在抗原漂移中，病毒的遗传物质发生了微小的变化，从而产生了一种新的病毒毒株。但新毒株与旧毒株的差异很大，研究人员必须开发一种新的疫苗来对抗它。

抗原转换更加戏剧化，也更加危险。流感病毒有三种类型——甲型、

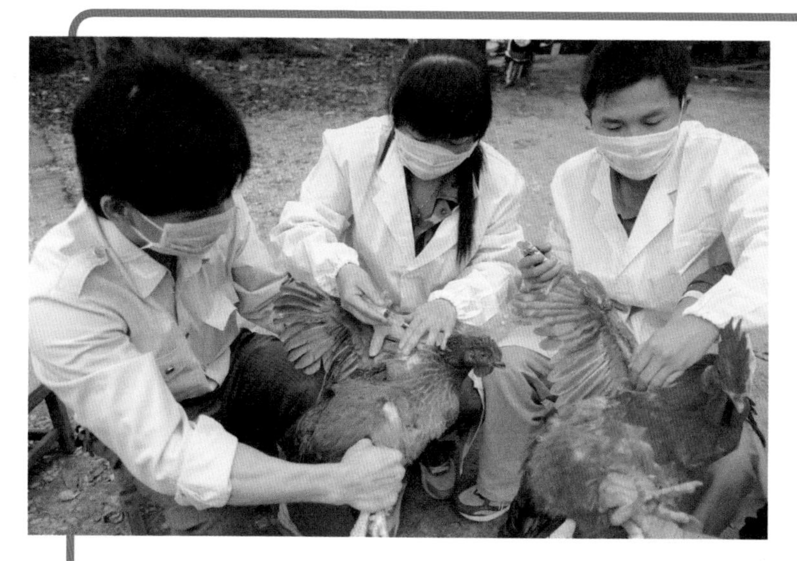

流感病毒可以从鸟类和其他动物传染给人类。为了防止流感在动物和人类之间传播，工作人员有时给农场动物接种疫苗。图为中国卫生工作者在一个家禽养殖场为鸡接种疫苗。

乙型和丙型。甲型流感是一种人畜共患疾病：它能感染人类和其他几种动物，包括猪、狗、马和一些鸟类。它可以从一个物种传染到另一个物种。这种跨越物种的传染方式使得甲型流感病毒更容易受到重大基因突变的影响。甲型流感病毒从非人类物种转移到人类之后，可以在人体细胞中迅速发生变化，产生一种全新的病毒亚型。在另一种情况下，如果两种甲型流感病毒同时感染一个生物体，这些遗传物质可以在细胞中结合，形成一种新的流感病毒亚型。大多数人对这种新的亚型没有预先存在的免疫力，所以几乎所有接触过这种病毒的人都会生病，造成的结果很可能就是流感大流行，或该疾病在全球范围内流行。最著名的流感大流行发生在 1918 年和 1919 年，当时的西班牙流感感染了世界五分之一的人口。那次大流行是抗原转换的结果，人类以前从未遇到过这种病毒或类似的病毒。直到 20 世纪 90 年代末，科学家们才掌握了技术，识别出该流感毒株的 RNA 并确定其可能来自禽流感毒株。这种疾病夺去了 50 多万美国人的生命，在全世界范围内夺去了 2000 万到 5000 万人的生命。

莫里斯·希勒曼是一位疫苗学家，他发现了抗原漂移和转换的原理。这一发现帮助他认识到 1957 年的流感毒株是新的、危险的，是通过抗原转换产生的。他研发了一种疫苗，制药公司只用了四个月的时间就大批量生产了这种疫苗。虽然 1957 年到 1958 年的流感季节有 7 万美国人死于流感，但专家估计，如果没有希勒曼的疫苗，可能有 100 万人会死于流感。

当 2009 年 H1N1 流感病毒出现时，专家们担心这是一种新的亚型。

更糟糕的是，它与导致1918年到1919年西班牙流感大流行的H1N1亚型非常相似。制药公司当年匆忙推出了一种新疫苗，但流感毒株仍严重影响年轻人和中年人，就像在西班牙流感大流行期间一样，老年人的情况要好一些。这是为什么呢？流行病学家认为，20世纪初期和中期出生的老年人可能早在多年前就接触过1918年流感亚型的变种。这种接触可能使他们对2009年的类似毒株产生了一些免疫力。

3. 失败的疫苗

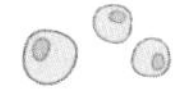

下面莱姆病疫苗的故事表明，不恰当的时机和错误的信息会使一种原本安全有效的疫苗失败。莱姆病是由一种叫作鹿蜱的小动物携带的伯氏疏螺旋体细菌引起的。如果鹿蜱叮咬了人，它会将细菌释放到人的血液中。莱姆病通常以牛眼状皮疹开始，症状发展为发烧、头痛和疲劳。每年大约有30万的美国人感染莱姆病。

一种简单的抗生素就能轻易治愈莱姆病，但医生们经常误诊，因为莱姆病的症状与其他疾病非常相似，而且很多人并不会出现明显的特征——疹子。此外，许多人不注意或不记得被蜱虫咬过。如果不进行治疗，莱姆病会导致面瘫、肌肉酸痛、关节炎，以及语言和记忆问题。严重感染可导致脑膜炎、心脏病、神经系统紊乱，有时甚至会导致死亡。

1999 年，美国食品药品监督管理局批准了莱姆病疫苗，其有效率为 76%。它的作用与其他疫苗不同。它不会在接种疫苗的人体内产生抗体。相反，如果接种疫苗的人被感染的蜱虫叮咬，疫苗会在蜱虫叮咬并吸食人的血液时进入其肠道，将蜱虫体内的伯氏疏螺旋体细菌杀死。

然而，有几个问题导致了这种疫苗的失败。一个人完全免疫需要接受三次注射——第一次注射后的 1 个月接受第二剂，12 个月后接受第三剂。这种需要在一年内分不同时间多次注射的方式，使得人们很难获得完整的系列免疫接种。2 到 15 岁的儿童感染莱姆病的风险最高，但是食品药品监督管理局只批准了 15 岁以上的儿童接种莱姆病疫苗，因为食品药品监督管理局没有收到研制该疫苗的制药公司在年龄足够小的儿童身上取得的临床试验数据。后来的试验表明，这种疫苗对年龄小的儿童也是安全有效的。但是儿童疫苗的批准需要向食品药品监督管理局提交新的申请。因为每一项申请都要花费数百万美元，所以这家制药公司没有继续申请。而且，虽然每年报告的病例只有 2 万到 3 万，但是实际的感染人数可能是这个数字的 3 到 5 倍。由于年龄限制和对此种病例的漏报，美国疾病控制与预防中心对该疫苗的推荐力度很弱。所有的这些造成的结果就是，美国公众对这种疫苗缺乏信心。

此外，一些批评人士声称，这种疫苗造成了十分严重的副作用，包括关节炎和对免疫系统的损害。但他们并没有支持这些说法的证据，后来的研究也表明没有这些风险。然而，在 1999 年底，一个团体起诉了这家制药公司，声称这种疫苗伤害了 100 多名接种者。由于宣传不力和疾病控制与预防中心的建议力度不够，该疫苗的销售额从 1999 年的 4000 万美元降至 2001 年的 500 万美元。这家制药公司在第二年永久停用了这种疫苗。

10 多年过去了，疫苗学家还没有开发出另一种针对莱姆病的人类疫苗。斯坦利·普洛特金称莱姆病疫苗的损失是“当前疫苗发展进程中最糟糕的一次”。

4. 百日咳疫苗的困境

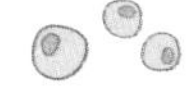

在 20 世纪初，百日咳是儿童死亡和残疾的主要原因。在整个 20

世纪20年代，美国每年有大约6000名儿童死于百日咳，超过了白喉、猩红热或麻疹。美国百日咳的病例在1934年达到顶峰，超过26万例。

在20世纪30年代末，密歇根州的珀尔·肯德里克和格雷丝·埃尔丁研制出了一种用于百日咳的疫苗。后来，疫苗学家将白喉、破伤风和百日咳疫苗合三为一，称为百白破（DTP）。

百白破疫苗并非没有副作用。它有时会引起一些反应，包括可能引起癫痫发作的发烧。癫痫发作并不会造成长期损害，但却令人恐惧。在20世纪80年代，对安全性的担忧促使了新的百日咳疫苗的开发。新的疫苗将不太可能会引起副作用。新的百白破疫苗含有完整的百日咳细菌细胞。这种名为DTaP和Tdap的新疫苗，只含有两到三种来自百日咳细菌的蛋白质。这种类型的疫苗被称为无细胞疫苗，因为它并不包含整个细胞。新疫苗里的破伤风疫苗和白喉疫苗还和原来的一样。

然而，向公共卫生机构报告的百日咳病例数量却开始上升。20世纪80年代的上升速度非常缓慢，但在20世纪90年代突然急剧上升。一个原因是儿科医生和家庭医生越来越能诊断出百日咳病例。他们对更多的儿童和成人进行了这种疾病的测试。因此，医生们报告了一些早前没有被诊断的病例。但在同时，婴儿的病例也在上升。

百日咳疫苗背后的女人

虽然科学家们已经得知百日咳是由百日咳杆菌引起的呼吸道传染病，但是在整个20世纪20年代，研制疫苗的尝试都失败了。1932年，在密歇根州的大急流城暴发了一场严重的百日咳感染。同年，密歇根州卫生实验室主任聘请了细菌学家珀尔·肯德里克和格雷丝·埃尔丁。他特别征聘妇女，因为他的预算有限，而在当时付给妇女的工资比男子的低。肯德里克和埃尔丁收集了受感染儿童的新鲜百日咳细菌样本。两人在实验室里研究出一种快速培养这种细菌的方法，并发现百日咳可以传染4到5周。肯德里克向主任申请开发一种百日咳通用疫苗。他有些轻蔑地对她说："你想做就去做吧，只要你觉得开心。"

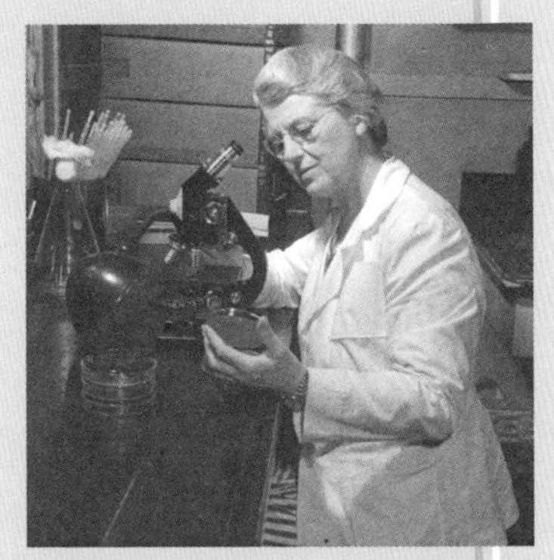

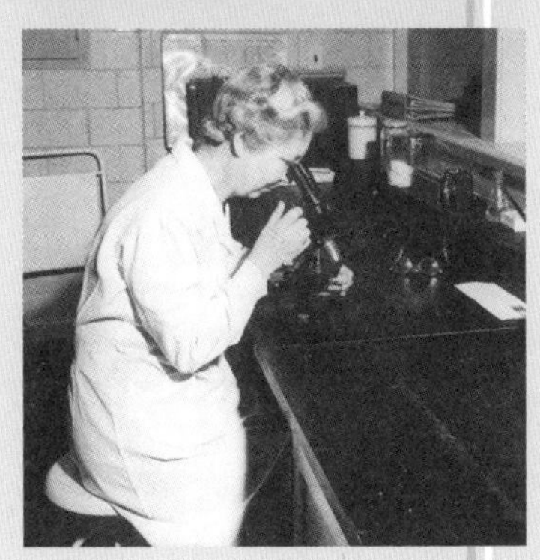

珀尔·肯德里克（上）
和格雷丝·埃尔丁（下）

肯德里克和埃尔丁在工作之余利用这个实验室募集捐款，为她们的工作提供资金。她们用硫柳汞灭活了细菌。她们在自己和当地的一些志愿者身上测试了一种试验性疫苗。1934 年和 1935 年，她们对一种百日咳疫苗进行了大型对照试验，其中 712 名儿童接种了疫苗，880 名儿童未接种疫苗。只有 4 名接种疫苗组的儿童出现轻度百日咳的症状；未接种疫苗组的儿童则有 45 名得了严重的百日咳。试验结果表明，该疫苗的有效性为 89%。

1940 年，美国各地的儿童都接种了肯德里克和埃尔丁的疫苗。从 1934 年到 1948 年，美国的百日咳病例减少了 76%。到 1960 年，病例减少了 95%。

流行病学家怀疑，由 DTaP 和 Tdap 疫苗提供的免疫功能比预期的要早衰退。2012 年的一项研究证实了这种怀疑。对 DTaP 和 Tdap 疫苗的进一步研究更清楚地表明，随着时间的推移，无细胞疫苗不如全细胞疫苗有效。一些研究显示，在两到三年内，该疫苗的免疫效果下降了近一半。

被动免疫

被动免疫指的是被动获得针对一种疾病的抗体而不因该疾病而患病。一个人可以通过两种方式获得被动免疫：从他人身上或实验室的研制中获得一种名为免疫球蛋白的抗体，它可以在某些紧急情况下给人暂时的被动免疫；在怀孕期间，母亲从过去的感染或注射的疫苗中产生的任何抗体都会转移到胎儿身上，胎儿在出生后的几个月内会对这些疾病有被动免疫力。

母亲在怀孕期间接种百日咳疫苗可以保护新生儿在出生后第一年的大部分时间里免受该病的侵袭。被动免疫也影响着推荐疫苗接种的时间。例如，母亲的麻疹抗体在婴儿体内持续大约一年，所以婴儿在 1 岁之前不用接种麻疹疫苗。

2013 年，食品药品监督管理局的科学家发现了另一个可能导致百日咳发病率上升的因素。实验表明，注射了无细胞百日咳疫苗的狒狒仍然可以携带和传播这种疾病——即使它们没有表现出症状。这种现象称为无症状携带。狒狒和人类的免疫系统是相似的，所以无症状的携带也可能发生在人类身上。研究表明，无细胞百日咳疫苗可能无法维持群体免疫，因为接种疫苗并不能阻止细菌的传播。同样地，为其他家庭成员接种疫苗以保护未接种疫苗的新生儿的方法可能也没有效果。因此，疾病控制与预防中心建议所有孕妇在妊娠的最后三个月（三个妊娠期的第三时期）接种 Tdap 疫苗，这样胎儿就能获得母亲产生的抗体。

最后，同一时期的新证据表明，一些百日咳菌株因疫苗产生了轻微突变。这种疫苗仍然有效，但对突变菌株的效果可能稍差。科学家们并不确定，因为他们还没有完全理解百日咳抗原和免疫系统反应之间的关系。几个研究小组正在研究开发新的百日咳疫苗，但是这个过程是缓慢且昂贵的。没有人知道疫苗学家什么时候能成功研制出更有效的疫苗。

5. 轮状病毒疫苗的故事

下面这个轮状病毒疫苗的故事证明了美国疫苗安全体系的有效性。

在疫苗问世之前，轮状病毒感染了 270 万儿童，每年导致美国 5.5 万至 7 万儿童住院。由于美国医疗服务的高质量，大多数感染轮状病毒的美国儿童得以幸存，但这种疾病在世界各地却会导致大约 60 万的儿童死亡。1998 年 8 月，轮状病毒疫苗获得批准，起初是个好消息。但该疫苗获得批准后不久，美国就有 15 名婴儿在接受轮状病毒疫苗后出现肠梗阻，即肠套叠。其中 9 名婴儿需要手术。

美国疾病控制与预防中心暂停了对该疫苗的接种推荐，并进行了两项紧急研究。研究发现，1 岁以下的健康儿童在接受第一剂轮状病毒疫苗接种后两周内发生肠套叠的可能性是未接种的儿童的 20 至 30 倍。在第二剂接种后，肠套叠的风险增加了 3 至 7 倍。研究人员得出结论，每 1 万剂轮状病毒疫苗注射中就会有 1 例引起肠套叠。因此，在该疫苗获得许可大约 1 年后，疾病控制与预防中心永久性地取消了对轮状病毒疫苗接种的推荐。疫苗制造商也自愿退出了销售市场。

那么，一种会引起肠套叠的疫苗最初是如何获得批准的？在临床试验中，10054 名婴儿接受了轮状病毒疫苗，其中 5 名婴儿出现肠套叠。但在对照组（未接受治疗的试验对象，以便与接受治疗的婴儿进行比较）中，4633 名未接种疫苗的婴儿中，发生了 1 例肠套叠。这些百分比（0.05 和 0.022）非常相似，似乎并没有显示疫苗引起肠套叠。此外，一般人群中每 2000 至 3000 名儿童中通常就会发生 1 例肠套叠。因此，试验期间的肠套叠发生率与正常人群的预期发病率相似。

然而，临床试验并没有让足够多的儿童来检测这种非常罕见的副作用。由于试验中只有 1 万名儿童接种了疫苗，所以肠套叠病例看起来像是偶然发生的。与此同时，另外两种轮状病毒疫苗罗特律轮状病毒疫苗（Rotarix）和轮达停轮状病毒疫苗（RotaTeq）正在研制中。参与这些疫苗的试验儿童都分别有 6 万名左右。这足以确保即使是非常罕见的副作用也会出现在一些接受试验的儿童身上。

食品药品监督管理局批准了罗特律轮状病毒疫苗和轮达停轮状病毒疫苗，这两种疫苗可以保护 98% 的儿童免受轮状病毒疾病的侵袭。研究表明，这些疫苗可能带有很小的肠套叠风险——大约每 10 万名接种过疫苗的儿童中会有 1 名。但是，未接种疫苗的儿童风险更大，每 65 名就有 1 名因轮状病毒住院。此外，在极少数情况下，轮状病毒本身就可能引起肠套叠。因此，新疫苗的风险比第一种轮状病毒疫苗更容易被公众接受。

6. 一种被误解的疫苗

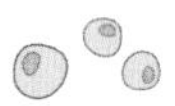

人乳头瘤病毒是一种 DNA 病毒。超过 80% 的女性在人生的某个阶段都会感染人乳头瘤病毒，但大多数人并不知道。一些人乳头瘤病毒的毒株会导致生殖器疣，但大多数毒株不会引起明显症状或对身体造成伤害。免疫系统本身就能战胜感染。然而，在 150 多种人乳头瘤病毒中，有 13 种可以导致癌症。

宫颈癌几乎都是由人乳头瘤病毒引起的，是贫穷国家妇女死亡的主要原因，因为这些妇女通常没有定期接受宫颈癌筛查。即使在大多数妇女接受常规筛查的美国，每年也有 4000 多名妇女死于该病。人乳头瘤病毒还会导致肛门癌、阴道癌、外阴癌、阴茎癌和喉癌等等疾病。

试图研发人乳头瘤病毒疫苗的研究人员不断失败，直到美国国立卫生研究院的科学家发现他们需要重新排列疫苗中的蛋白质结构。该疫苗的研发人员之一约翰·席勒说，在 1992 年取得突破之后，这种疫苗开始发挥巨大的作用。

但是席勒的团队找不到一家愿意生产这种疫苗的制药公司。这些公司都指出，许多早期的性病疫苗都失败了。他们担心席勒的人乳头瘤病毒疫苗也会失败。默克公司的莫里斯·希勒曼却不这么认为。席勒说："在别人看到问题的地方，希勒曼博士看到了机会。"默克公司在2006年生产了第一种人乳头瘤病毒疫苗。2014年，该公司生产了另一种疫苗，以预防更多的人感染人乳头瘤病毒。这两种人乳头瘤病毒疫苗可预防90%的由人乳头瘤病毒引起的癌症。

人乳头瘤病毒疫苗本应立即取得惊人的成功。但事实并非如此。美国疾病控制与预防中心建议女孩在11到12岁之间接种该疫苗，因为人乳头瘤病毒疫苗对此年龄段尚未感染病毒的人群最为有效。11岁至12岁的女孩与年长的女孩相比不太可能发生性行为，因此也不太可能患上副溶血性弧菌病。此外，该疫苗在较年轻的女孩中会比在年龄较大的青少年中产生更强的抗体反应。因此，接种这种疫苗时，15岁以下的青少年只需要两剂，而15岁以上的青少年则需要三剂。美国疾病控制与预防中心最初只推荐女孩接种这种疫苗，之后才将推荐范围扩大到男孩。

但是一些家长担心接种性病疫苗会误导他们的孩子认为性行为是安全的，进而发生性行为。研究表明情况并非如此，但一些家长仍然认为

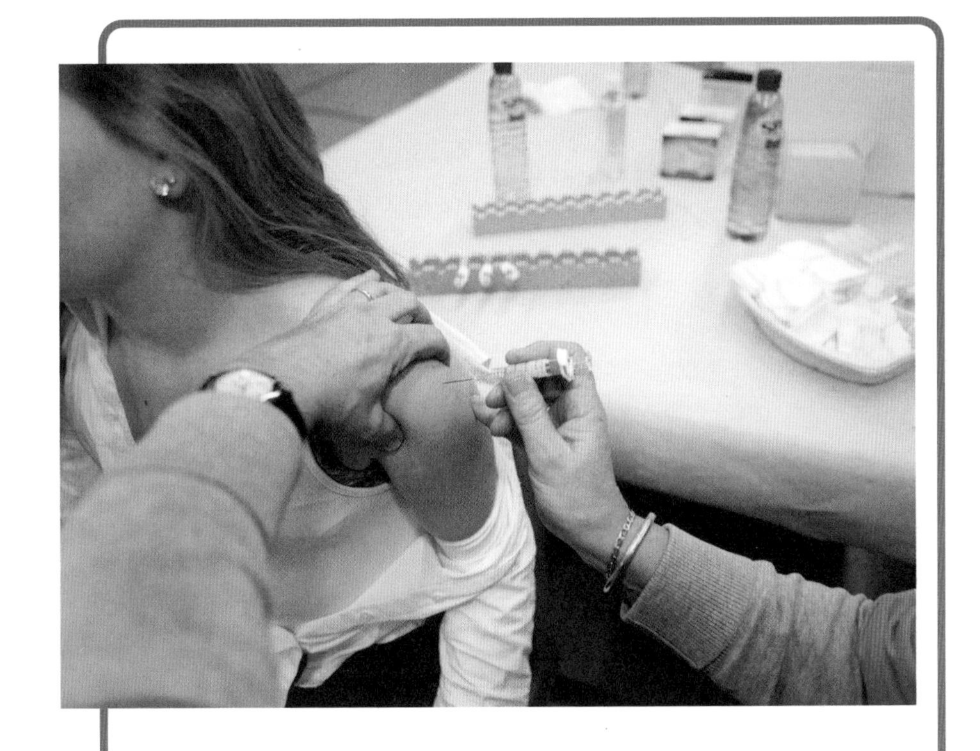

一些家长反对为青少年接种人乳头瘤病毒疫苗，因为他们认为这种疫苗会鼓励青少年进行性行为，但许多研究证明并非如此。研究表明，疫苗通过保护年轻人免受人乳头瘤病毒引起的癌症而挽救了生命。

疾病控制与预防中心支持青少年性行为。在疾病控制与预防中心的工作人员看来，疫苗是一种拯救生命的方法。

对青少年性行为的不安随后转变为对疫苗副作用的焦虑。一些人担心人乳头瘤病毒疫苗会导致凝血问题或其他健康问题。研究人员对此进行了调查，但没有发现任何证据。更多的研究已经证实人乳头瘤病毒疫苗是疾病控制与预防中心推荐的最安全的疫苗之一。人乳头瘤病毒疫苗接种率一直在提高，但由于起步不稳定，这种可以预防全世界近 5% 的癌症的疫苗，接种率仍远低于其他常规疫苗。

第四章

疫苗的争议

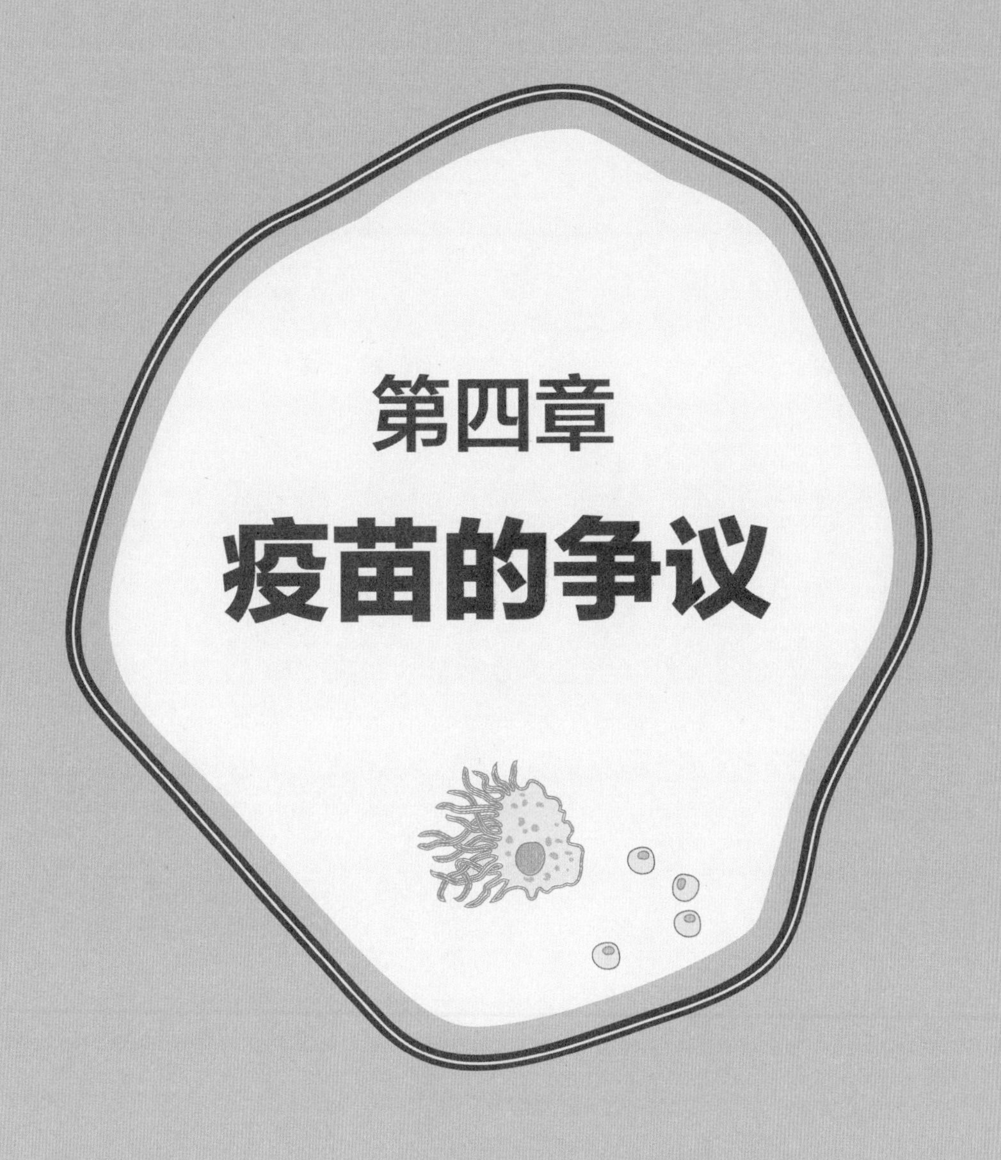

在爱德华·詹纳向世人介绍疫苗接种之前，许多人对疫苗都持怀疑的态度。在这些人的认知里，接种疫苗这个做法毫无道理可言。让一个人接触一种疾病怎么就可以预防同样的疾病？在詹纳的时代，没有人知道免疫系统是怎样工作的，所以一些人拒绝接种疫苗是可以理解的。此外，几个世纪以前，无论是牛痘接种还是人痘接种并不总是安全的。通过身体接触或使用非无菌设备将受感染的物质直接从一个人的手臂转移到另一个人的手臂，可能会传播梅毒、肝炎或其他疾病。在一些情况下，有人在接种牛痘或接种人痘后会彻底发展成天花。即使这个人没有完全感染，进行人痘接种后不久仍然可以把疾病传染给其他人。另外，一部分人不信任科学家和政府。由于这些原因，反疫苗运动在 19 世纪初兴起，几乎与第一种疫苗同时出现。反对接种疫苗的人的言论有很多，比如，詹纳的天花疫苗可能会导致严重的副作用，把人变成奶牛，或者人身上长出奶牛的部位，尽管科学证据并不支持这些牵强附会的说法。另一些人则认为，用原本来自病牛的物质感染他人是不圣洁和不干净的。

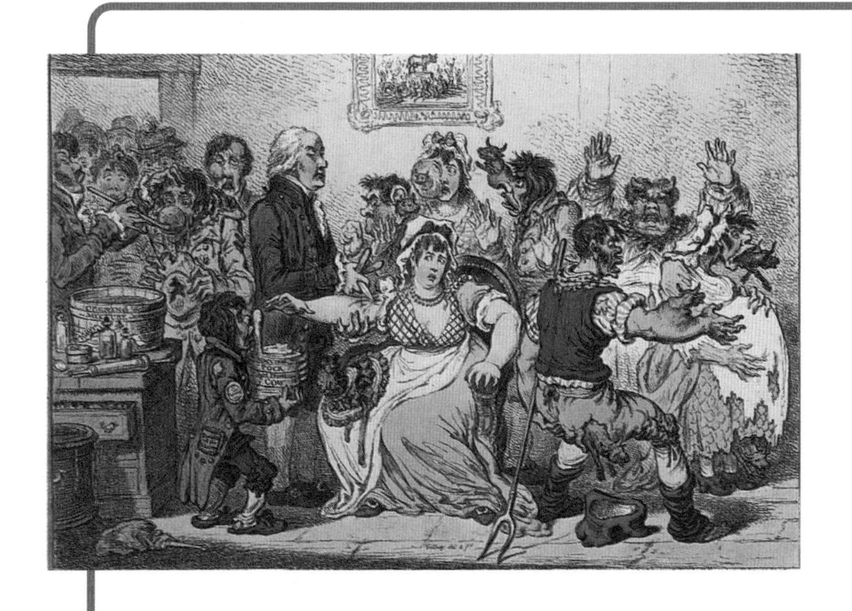

在这幅 1802 年的英国漫画中，接种过疫苗的病人身上长出了牛头和其他牛的器官。这幅漫画反映了当时公众对牛痘接种安全性的怀疑。

英国在 19 世纪中期通过了强制接种疫苗的法律。这些法律让穷人免费接种天花疫苗，并要求所有 14 岁以下的人接种。法律还禁止人痘接种，因为它比牛痘接种风险更大。拒绝给孩子进行牛痘接种的父母可能会被罚款或监禁。反对接种疫苗的人士则对此进行了反击，成立了组织并出版了《反对牛痘接种人员》《牛痘接种调查者》等刊物。

反对接种疫苗的人士认为疫苗是无效的，甚至可能是致命的——虽然这说法是正确的，但只是在极少数的情况下。他们声称 80% 的天花患者实际上已经接种过牛痘，而接种牛痘每年会杀死大约 2.5 万名英国儿童。1885 年，英国莱斯特城的 10 多万市民抗议这项法规，随后英国政府放松了牛痘接种的要求。1898 年的《牛痘接种法》允许父母拒绝为子女接种牛痘，并取消了对未接种牛痘者的惩罚。

反疫苗运动很快蔓延到美国。反疫苗联盟分别在新英格兰和纽约成立。美国反疫苗人员在加州、伊利诺伊州、印第安纳州、明尼苏达州、犹他州、西弗吉尼亚州和威斯康星州成功地对抗了要求接种牛痘的州法律。在马萨诸塞州的波士顿，牧师亨宁 · 雅各布森抗议了一项要求居民在天花暴发期间接种牛痘的法律。雅各布森认为，强制接种牛痘是“对每个自由人以自己认为最好的方式照顾自己身体和健康的固有权利的敌视”，而且这种行为“无异于是对个体的人身攻击”。这个案子一直打到美国最高法院。1905 年，最高法院判决雅各布森败诉。法院表示，强制接种牛痘是合法的，因为个人的权利不能凌驾于保护公众免受危险传染病侵害的权利之上。

公众对接种疫苗的恐惧也并非凭空产生。1901 年，新泽西州卡姆登的 9 名儿童死于天花疫苗，因为这些疫苗不知怎么被破伤风杆菌污染了。同年，密苏里州圣路易斯的 13 名儿童死于一种被破伤风杆菌污染的白喉抗毒素，因为用于生产抗毒素的动物（马）也感染了破伤风。（抗毒素是由另一种生物体的免疫系统产生的抗体，用于治疗细菌毒素引起的感染。）为了使疫苗更安全，美国政府于 1902 年通过了《生物制品控制法》。这部法律规定了制造商在生产疫苗时必须遵守的安全规定。

1.20 世纪的反疫苗运动

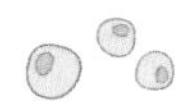

时间快进到 20 世纪 70 年代末，针对脊髓灰质炎、破伤风、白喉、

百日咳、麻疹、腮腺炎和风疹等传染病的疫苗都已研制出来。在当时，美国的50个州都要求在孩子们上学的第一年之前为他们接种一套疫苗。在这个时候的美国，疫苗接种已经被大多数的公众接受了。

但这种情况在1982年4月18日发生了改变。当时美国全国广播公司播出了一部时长一个小时的电视纪录片——《百白破：疫苗轮盘赌》（*DPT: Vaccine Roulette*）。这部纪录片讲述了百白破疫苗的所谓风险，比如，有的儿童接种疫苗后依旧感染上了百白破，甚至还可能导致儿童癫痫、脑损伤、无法控制的尖叫。纪录片里采访了一些科学家、律师、政策制定者和愤怒的父母，播放了受疫苗伤害的儿童的故事，还公开了部分据说死于疫苗接种的婴儿照片。这部纪录片声称，美国政府、医生和制药公司掩盖了这些风险，疫苗在预防百日咳方面没有效果。尽管这部纪录片采用了一些不负责任的新闻元素，但它还是凭借在电视节目设计方面的出色表现赢得了艾美奖。但这部纪录片从未用医学证据来证实纪录片中父母关于孩子病情的说法，也从未提供证据证明那些伤害是接种疫苗造成的。

认知偏差

那些害怕或反对接种疫苗的人之所以这样做，往往是因为一些原因，比如认知偏差或者强烈倾向于一种结论而非其他的思维方式，对很多事情得出不合逻辑的错误结论。以下是心理学家提出的几种认知偏差：

- 忽略偏差是指什么都不做会比采取行动的危害更小。忽略偏差会让人们认为接种疫苗比不接种带来的风险更大。没有一种经过批准的疫苗是百分之百安全的。但科学研究证明，接种疫苗的风险远远低于感染疾病的风险。美国著名科学家、政治家和发明家本杰明·富兰克林因为忽略偏差而经历了惨痛的教训。他写道："1736 年，我失去了 4 岁的儿子，他死于一种常见的天花。长期以来，我一直痛惜并且后悔自己没有给他接种疫苗。我提到这一点，是为了提醒那些忽视了疫苗接种的父母。他们认为，如果孩子因为接种疫苗而死，他们将永远无法原谅自己。但我的这个例子表明，即便选择不接种疫苗带来的遗憾和悔恨也是一样的，所以，应该选择更安全的方式——给孩子接种疫苗。"起初，忽略偏差使富兰克林相信不给儿子接种疫苗是最安全的选择，但在之后这一决定令他悔不当初。

- 易得性偏差是指一个人更关注最近发生的、引人注目的、通常是罕见的事件，而不是具有更大的、更常见的风险的事件。例如，有人听说了最近的鲨鱼袭击事件，在海滩上他会更担心鲨鱼而不是溺水，尽管溺水的可能性更大。同样地，那些听到疫苗危害的父母，不管是不是真的，可能会更关注接种疫苗带来的风险，而不是染上麻疹或其他疫苗可预防疾病的危险性。
- 消极偏差会让大脑更多地关注消极信息，而不是积极信息。比如，你每天收到 10 次赞美和 1 次侮辱，你可能会记住侮辱而不是赞美。消极偏差可能导致人们更关注疫苗的微小风险，而不是它们所带来的能够预防疾病的好处。
- 证实偏差是指人们会无意识地偏向已经相信的信息。任何在网上搜索疫苗信息的人都会找到支持和反对疫苗的网站。但是那些已经相信疫苗不安全的人将更有可能阅读和关注反疫苗的网站。证实偏差十分强大，人们即便亲眼见到了能够证明他们错了的证据，有时可能不但不会意识到自己错了，反而会强化他们原来错误的观点。

- 内群体偏差发生在意见相同的人们共享和加强他们观点的时候。人们往往更信任自己所在的社会群体内的成员，而不是他们可能害怕或不喜欢的外人。因此，那些认为疫苗是危险的人往往会团结在一起，通过相互分享来强化他们的观点，而忽视那些认为疫苗是安全的人的想法。

除了这些认知偏差之外，人类的大脑并不能很好地评估风险。正确的风险评估包括基于有限信息的复杂计算。情绪和经历决定了人们处理信息的方式。例如，许多人极度害怕坐飞机而不是驾车——即使从统计数据上看，车祸比空难更有可能发生。但是给人们关于风险的准确信息并不一定会改变他们的想法。人们仍然感觉开车更安全，因为它更熟悉。即使人们坚信自己在理性思考，认知偏差也会干扰人们对风险的评估。

此外，这部纪录片还故意扭曲了医生的采访，让人误以为医学专家们觉得疫苗是伤害儿童的罪魁祸首。

“医生们措手不及，家长们群情激奋。”谈到《百白破：疫苗轮盘赌》，保罗·奥菲特说，“这部纪录片催生了反疫苗组织和国会听证会，以确定疫苗是否弊大于利。”25 年后，研究人员发现，纪录片中的许多儿童都患有 Dravet 综合征——一种与疫苗无关的遗传病。

不管真假，这部时长一小时的电视节目在美国掀起了一场反疫苗运动，彻底改变了美国人对疫苗接种的看法。一群忧心忡忡的家长组成了“不满家长联盟”，倡导提高疫苗安全性，更好地了解疫苗风险，以及父母拥有决定是否给孩子接种疫苗的权利。

与此同时，数百名家长对惠氏实验室和立达公司等疫苗制造商提起诉讼。这些父母声称百白破疫苗对他们的孩子造成了脑损伤和其他伤害，希望得到赔偿。疫苗并不是制药公司的高利润产品，面临昂贵且引人注目的诉讼威胁，许多制药公司决定停止生产疫苗。这让美国的公共卫生部门感到担忧，因为如果太多制药公司停止生产疫苗，可能会导致疫苗短缺。

面对诉讼，惠氏实验室和立达公司停止生产百白破疫苗，称诉讼成本是百白破疫苗销售额的 200 倍。虽然立达公司最终再次开始生产百白破疫苗，但将价格从每剂 17 美分提高到每剂 11 美元，以支付法律费用。

随着诉讼案件的增多，“不满家长联盟”出现了一位新的领导者——弗吉尼亚州亚历山大市 34 岁的芭芭拉·洛·费舍尔声称，她 4 岁的儿子克里斯蒂安接种百白破疫苗后健康受到损害。据她说，她的儿子在接受第三次注射后，盯着天空看了好几个小时，并且对待她的行为很反常。

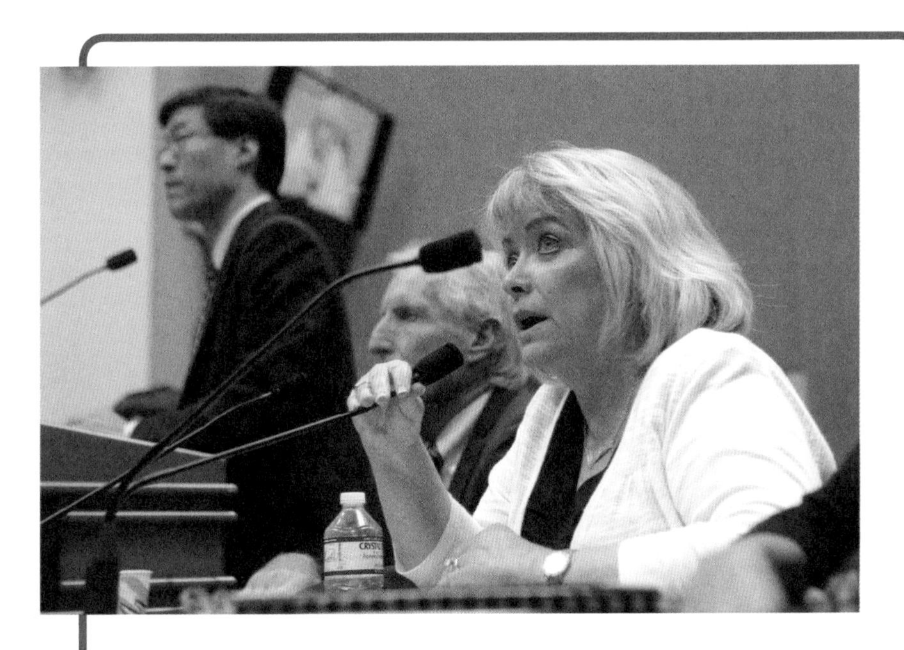

芭芭拉·洛·费舍尔在 1991 年建立了国家疫苗信息中心，为反疫苗接种运动提供了动力。在这幅图中，她反对理查德·潘博士（图中站立者）提出的加州疫苗接种法案。

费舍尔成了美国疫苗安全法改革的推动者。她曾在美国卫生与人类服务部、医学研究所（一家私人医疗机构，后来更名为国家医学研究院）和食品药品监督管理局的多个疫苗安全委员会任职。

2. 新的制度和法律

像芭芭拉·洛·费舍尔这样的家长将疫苗安全问题推到了全美国的聚光灯下。随后，针对制药公司的诉讼以及公共卫生界对疫苗短缺和疾病复发的担忧越来越多。这些因素共同促进了 1986 年 11 月 14 日罗纳德·里根总统签署了《国家儿童疫苗伤害法》。

该法律制定了“国家疫苗伤害补偿计划”。通过这个计划，那些认为自己的孩子被疫苗伤害的父母可以得到钱来支付孩子一生的医疗费用；如果孩子因为接种疫苗不幸去世了，可以得到 25 万美元。不过，要得到这笔钱，孩子受到的伤害必须是在政府文件中列出的可能由疫苗造成的，否则父母必须提供“大量证据”来支持他们的说法。也就是说，父母必须证明他们的孩子因为疫苗受损伤的故事中的内容是真实的。许多科学家反对这个项目，因为他们认为这个项目是在没有足够的科学证据的情况下进行赔偿的。此外，父母通常是在没有接受过科学或医学培训的法官面前提交他们的案件。自从这个项目创立以来，已经有 17000 多件索赔案件，其中大约有 5000 件得到了赔偿。这些案件中涉及的许多伤害、健康问题或死亡，研究后几乎可以肯定都不是由疫苗引起的。然而，美国联邦政府创立这个项目的初衷是为了帮助父母，即使只有微弱的证据表明他们的孩子健康受损可能与疫苗有关。

该法律设立了国家疫苗项目办公室。为了更好地教育家长，该办公室要求全国各地的医护人员在给儿童接种推荐疫苗之前，向所有的家长提供标准化的疫苗信息声明。疫苗信息声明里解释了特定疫苗的用途、疫苗预防疾病的症状，以及适用人群和禁忌人群。疫苗信息声明还解释了疫苗的风险，以及如果发生严重副作用时应该怎么办。

该法律还建立了疫苗不良反应事件报告系统。父母、医护人员和疫苗接种者可以向该系统报告接种疫苗后出现的任何健康问题。这个系统收集的数据对科学家寻找疫苗未知的副作用有非常大的帮助。如果许多人报告了同一种疫苗的相同问题，并且，如果这种疫苗导致的问题与生物学有关，科学家可以探究疫苗和这些问题之间是否具有相关性。科学家就是这样发现肠套叠和第一支轮状病毒疫苗之间的联系的。然而，并不是所有报告给疫苗不良反应事件报告系统的问题都是由疫苗引起的。例如，系统里有一份记录这样写道："一名患者在接种疫苗的 49 天后，意外地掉进了露天水井，去世了……"多年来，反疫苗组织一直引用疫苗不良反应事件报告系统的报道作为疫苗会导致各种健康问题的证据。实际上，只有设计良好的大型研究实验才能确定疫苗是否会引起特定的反应。

芭芭拉·洛·费舍尔认为 1986 年的法案还不够深入。她认为父母应该完全有权利决定是否给孩子接种疫苗，学校不应该强制要求接种疫苗。因此，她在 1991 年将"不满家长联盟"转变为国家疫苗信息中心。该组织成了美国最大、最有影响力的反疫苗组织。它声称支持疫苗安全，而不是反对疫苗接种。然而，批评者指出，该组织传播了许多关于疫苗的错误信息，并拒绝了许多显示疫苗安全性的可靠研究数据。

1989 年上半年，美国麻疹病例突然比往年增加了 5 倍。大多数患麻疹的人从没有接种疫苗。在接下来的两年里，超过 5.5 万的麻疹病例导致 1.1 万人住院治疗和 123 人死亡。这种疾病在人群中大量暴发，尤其是在年龄太小无法接种疫苗的婴儿中严重泛滥。公共卫生部门认为，这种流行病是由大量儿童在 12 至 15 个月大的时候没有接种推荐的麻疹疫苗造成的。一些家长故意不接种疫苗，一些家长负担不起疫苗的费用，还有一些家长无法带孩子去诊所。此外，一些诊所没有足够的医护人员或医疗卫生用品来满足公众的需求。这种流行病还使许多年轻人患病，因为他们在儿童时期只接种了单一剂量的麻疹疫苗，但其免疫系统对单一剂量没有强烈反应。因此，美国疾病控制与预防中心开始推荐接种两剂麻疹疫苗，其有效率为98%至99%。

这次疫情导致美国政府审查了预防流行病的程序，并由此产生了一项名为“儿童疫苗”的新联邦项目。该项目创建于1993年，目的是为家庭没有医疗保险或买不起疫苗的19岁以下儿童支付疫苗接种费用。该项目大大提高了美国麻疹疫苗的接种覆盖率。1996年，3岁以下儿童的医疗保险覆盖率上升到90%，而在1990年以前，覆盖率不到70%。2000年，美国政府宣布，麻疹在美国已经被消灭。

3. 韦克菲尔德的丑闻

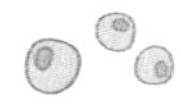

安德鲁·韦克菲尔德是一名治疗肠胃病——一种消化系统疾病的英国医生。1998年2月28日，韦克菲尔德在英国伦敦皇家自由医院的医学院举行新闻发布会。韦克菲尔德和12位合著者刚刚在《柳叶刀》杂志上发表了一项关于 12 名儿童的研究。《柳叶刀》是英国历史最悠久、最负盛名的医学期刊之一。研究中的儿童本应该是正常发育的，却突然失去了语言能力和正常的智力。其中，9 名儿童被诊断为自闭症——一种以与他人沟通和互动困难为特征的疾病。这些儿童还出现腹泻和胃痛。据韦克菲尔德说，这些儿童的家长称这些变化都是在他们的孩子接种麻疹 - 腮腺炎 - 风疹联合疫苗之后发生的。然而，后来的调查显示，韦克菲尔德在研究中篡改和伪造了这些儿童的医疗信息。一些儿童在接种疫苗之前就已经表现出自闭症的症状。另一些人根本没有自闭症。在大多数儿童中发生的症状，也只是正常便秘引起的胃痛。但韦克菲尔德在新闻发布会上说，他认为麻疹 - 腮腺炎 - 风疹联合疫苗导致了自闭症和一种新的肠道疾病。

实际上，韦克菲尔德的研究本身并没有表明麻疹 - 腮腺炎 - 风疹联合疫苗会导致自闭症。它只能证明，自闭症的症状和疫苗接种大约是同时发生的。这种观察性研究不能证明一件事导致另一件事。证明因果关系，需要对两组随机分组的儿童进行比较。此外，一组只有 12 名儿童的研究样本数量太少，根本无法得出任何确切的结论。即便如此，韦克菲尔德还是公开表示，为了预防自闭症的风险，儿童应该只接种一种麻疹疫苗，而不是接种麻疹 - 腮腺炎 - 风疹联合疫苗。这一事件立即成为全英国的头条新闻。自闭症并不新鲜。但因为当时自闭症的病例不断上升，使得这件事备受关注。许多家长不顾一切地避免让他们的孩子患上“自闭症”，因此英国的麻疹－腮腺炎－风疹联合疫苗接种率开始下降。就在这场新闻发布会的五年后，英国的麻疹－腮腺炎－风疹联合疫苗接种率从91% 下降到 80%。

在大洋彼岸的美国，自闭症的病例也在上升。像英国一样，一些美国家长也认为疫苗会导致自闭症。但是他们还没有听说过安德鲁·韦克菲尔德关于麻疹－腮腺炎－风疹联合疫苗的研究。他们担心的是一种特殊的疫苗成分——硫柳汞。

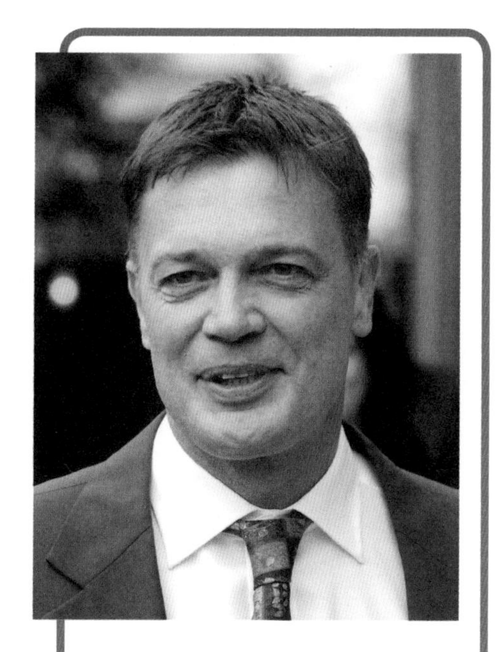

英国著名胃肠病学家安德鲁·韦克菲尔德发表了一篇关于自闭症和麻疹－腮腺炎－风疹联合疫苗之间可能存在联系的研究文章。记者布莱恩·迪尔揭露了这项研究的不实性，但那时，一场因为自闭症恐惧而引发的新的反疫苗运动已经开始了。

混淆相关关系和因果关系

大脑的一项工作是理解世界，所以它会寻找像因果关系这样的模式。如果一件事接着另一件发生，比如流感疫苗注射后不久就生病了，大脑可能会把这两件事联系起来。那么这个人可能会错误地认为是疫苗导致了疾病，但事实并非如此。两件事同时发生被称为相关关系；一件事导致另一件事发生称为因果关系。科学家提醒公众不要混淆相关关系和因果关系。

正是因为相关关系和因果关系的混淆，导致了公众对疫苗和自闭症的恐惧。婴儿一般在 12 到 18 个月大的时候开始使用单词，18 个月大的时候开始用手指物体。但是这个年龄的自闭症患儿可能不会说话，不会眼神交流，也不会指物体。婴儿在 12 到 15 个月之间接受麻疹 – 腮腺炎 – 风疹联合疫苗和其他疫苗，这也是自闭症儿童开始出现最初症状的时间。一些家长混淆了相关关系和因果关系，错误地认为是疫苗导致了他们的孩子患上自闭症。

为了研究一件事是否会导致另一件事，科学家会设计比较两组人群的研究。一组接触可疑原因，而另一组不接触。如果假设的结果在接触组中发生得更频繁，那么接触的可疑原因可能确实导致了这种结果。如果两组受影响的比例差不多，那么接触的因素就不是罪魁祸首。科学家用研究数据证明了疫苗不会导致自闭症。因为每项研究中，在接种组和未接种麻疹 – 腮腺炎 – 风疹联合疫苗或其他疫苗组的人群中，自闭症的发生率是一样的。

硫柳汞是一种汞基防腐剂，用于一些儿童疫苗中，以防止细菌或真菌污染。某些种类的汞，如在某些鱼类中发现的甲基汞，是一种神经毒素。它们会在人体内堆积，如果摄入过多会损害大脑。但是硫柳汞中的汞，被称为乙基汞，在被摄入人体后一到两周内就会排出来。并且没有研究表明乙基汞对人体有害。尽管如此，一些科学家认为还需要更多的研究来确定疫苗中微量的硫柳汞不会造成脑损伤。

1999 年，为了安全起见，美国食品药品监督管理局建议从疫苗中移除硫柳汞。这一建议本身就存在争议。一些疫苗专家担心，尽管缺乏证据表明硫柳汞不安全，但这一做法会加深公众关于“硫柳汞不安全”的观点，会降低家长对疫苗安全性的信心。

根据美国食品药品监督管理局的建议，制造商将硫柳汞从所有推荐给 6 岁以下儿童的疫苗（流感疫苗除外）中移除。研究人员继续研究这种防腐剂。在核查了 200 多项研究之后，美国医学研究所在 2004 年得出结论，研究一致表明，含硫柳汞的疫苗与自闭症之间没有联系。

但正如许多人预料的那样，从疫苗中移除硫柳汞引起了许多家长的怀疑。有人问，如果硫柳汞不危险，为什么食品药品监督管理局会建议将其移除？有一个人对疫苗中的硫柳汞特别感兴趣。他就是罗伯特・F. 肯尼迪，一位著名的环境活动家和律师。他的父亲罗伯特・肯尼迪曾任美国参议员和司法部部长；他的叔叔是约翰·肯尼迪总统。罗伯特·F.肯尼迪认为硫柳汞可能导致自闭症和脑损伤，尽管研究数据并非如此。与此同时，关于韦克菲尔德研究的新闻已经跨越了大西洋。对硫柳汞和麻疹－腮腺炎－风疹联合疫苗的担心融合在一起，数百万美国家长开始对疫苗可能导致自闭症感到忧心和恐惧。

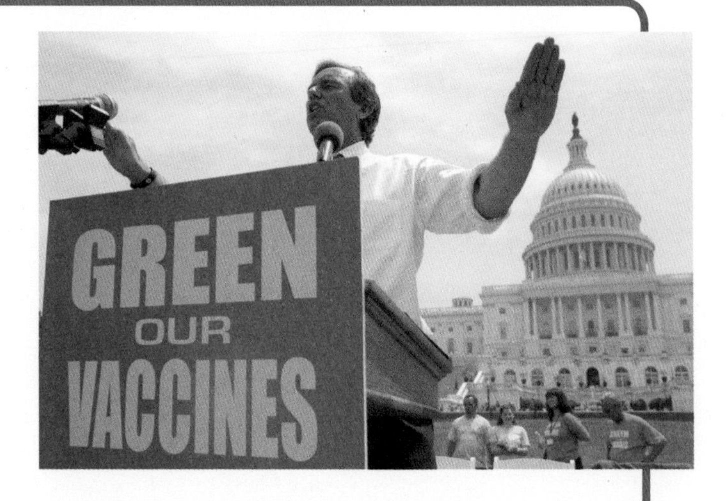

2008 年，在华盛顿特区的一次新闻发布会上，罗伯特·F.肯尼迪发表了他认为疫苗会造成危害的观点。肯尼迪出身于显赫的政治世家，所以他的言论立刻引起了反疫苗运动的关注。

随着这些担忧继续在美国扎根，出现了另一位反对疫苗的代言人——好莱坞演员珍妮·麦卡锡，她 3 岁的儿子埃文已经开始出现自闭症的症状。2005 年，麦卡锡在《奥普拉脱口秀》上承认埃文患有自闭症，并宣称是疫苗导致了他的自闭症。为了更安全的疫苗，她成了一名反疫苗运动的积极分子，并开始与男友演员金·凯瑞一起举行集会。尽管疫苗已经非常安全，但美国的疫苗接种率却开始出现下滑。

在英国，记者布莱恩·迪尔花了 7 年时间调查韦克菲尔德的历史。从 2004 年到 2011 年，迪尔发表了几十篇关于韦克菲尔德的报道。在报道中，迪尔揭露了韦克菲尔德的真实面目——违反医疗伦理准则，从事不当的医疗行为，并犯有欺诈罪。尤其是，当公众对麻疹 - 腮腺炎 - 风疹联合疫苗失去信心时，韦克菲尔德研制并推出了自己的麻疹疫苗。也就是说，如果家长放弃麻疹 - 腮腺炎 - 风疹联合疫苗，转而接种韦克菲尔德的疫苗时，他将获得经济利益。为了用研究证明麻疹 - 腮腺炎 - 风疹联合疫苗是危险的，韦克菲尔德还接受了一名律师（该律师声称自己来自一个因为麻疹 - 腮腺炎 - 风疹联合疫苗而受到伤害的家庭）的钱。韦克菲尔德和这名律师甚至计划寻找由疫苗引起新的一种疾病的证据。此外，韦克菲尔德在他的研究中，并没有征得被研究的孩子家长的完全同意。事实上，是付钱给韦克菲尔德的律师把这些孩子送到他这里进行

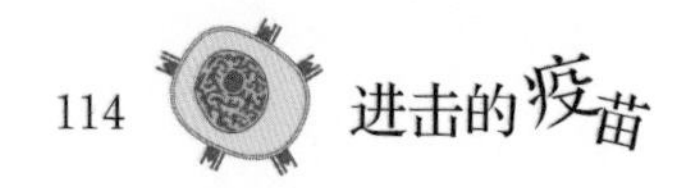

研究的。最后，韦克菲尔德还在他的研究中篡改并编造了一些数字和其他的重要细节。

在接下来的几年里，韦克菲尔德的合作者拒绝再进行这项研究。迪尔因他对韦克菲尔德的调查获得了英国新闻奖。2010 年 1 月，韦克菲尔德被判 30 多项罪名成立，其中 12 项与虐待发育障碍的儿童有关。《柳叶刀》杂志正式撤回了这项研究的文章，韦克菲尔德也失去了行医的权利。然而，损害已经造成——韦克菲尔德成功地播下了怀疑疫苗安全性的种子。而韦克菲尔德已经从英国搬到美国得克萨斯州的奥斯汀，在那里他继续宣扬疫苗会导致自闭症的错误观点。

4. 媒体的错误平衡

韦克菲尔德、麦卡锡、肯尼迪和其他活动家的言论与行为并没有让所有的公众对自闭症产生恐惧。当然，媒体也起到了一定的积极作用。报纸、杂志、互联网和电视新闻节目报道了每一项新研究的结果，结果都显示疫苗和自闭症之间没有联系。但媒体也报道了反疫苗运动，而且还有一些人仍然坚定地相信接种疫苗会导致自闭症。面对相互矛盾的观点，家长不知道应该相信哪一种。

科学家们一再证明自闭症与疫苗无关。事实上，越来越多的研究显示，自闭症在很大程度上是一种涉及上百个基因的遗传性疾病。这些基因在婴儿出生之前就已经存在了。但是许多记者觉得有义务在每次报道疫苗争议时报道双方，尽管其中的一方在科学上是错误的。所以在许多文章中，记者引用了一些研究结果，证明疫苗不会导致自闭症，但随后又引用了认为疫苗会导致自闭症的父母或名人的话。记者有时也会引用一些相信疫苗和自闭症之间存在联系的医生的话，当然，这些医生的观点和治疗方法并没有得到科学或专业的医疗机构的支持。

与此同时，许多网站都在宣传“替代药物”。这些网站声称疾病可以使用维生素、油、草药和其他非传统方法来“自然”治愈，然而这些网站通常由没有医学学位的人运营。一些网站认为药物治疗，包括疫苗，都是有害的。他们声称，除了自闭症，疫苗还会导致其他健康问题，如糖尿病、过敏、婴儿猝死综合征和癌症。

这些都没有科学证据的支持，但是在 21 世纪的第一个十年，越来越多的美国人在网上获取新闻和信息，有时很难判断哪些网站是可靠的。家长在搜索有关疫苗的信息时经常会发现相互矛盾的观点。

疫苗“阴谋论”

2014 年的一个阴谋论为反疫苗运动注入了新的活力。生化工程师布莱恩·胡克认为，麻疹－腮腺炎－风疹联合疫苗导致他儿子患上自闭症。胡克以错误的方法重新分析了 2004 年美国疾病控制与预防中心的威廉·汤普森与其他人一起研究的数据。这项研究并没有显示自闭症和疫苗之间的联系，但是胡克声称接种了麻疹－腮腺炎－风疹联合疫苗的非裔美国男孩患自闭症的风险更高。

随后，安德鲁·韦克菲尔德在 YouTube 上发布了一段视频，声称美国疾病控制与预防中心掩盖了自闭症与疫苗之间的联系。视频中有一段对话录音，内容是汤普森认为他 2004 年的研究存在缺陷。韦克菲尔德称汤普森是疾病控制与预防中心的告密者。

汤普森的合著者坚持他们的研究没有问题，而胡克的论文被发现存在许多问题。后来，研究自闭症的学者马特·凯里分析了美国疾病控制与预防中心的文件，这些文件显示自闭症患者的信息并没有被掩盖。尽管如此，韦克菲尔德还是在 2016 年 4 月发布了一部声称疾病控制与预防中心存在阴谋的电影。这部电影里的内容存在许多事实上的错误和对研究的误读，严重地误导了观众。

知道得太少，不可能知道得更好

许多家长希望靠自己去研究疫苗的好处和风险，这是可以理解的。但由于网上的错误信息太多，没有受过高级科学训练和专业知识学习的人可能会成为“邓宁－克鲁格效应”的受害者。邓宁－克鲁格效应是以美国社会心理学家戴维·邓宁和贾斯汀·克鲁格的名字命名的。

这两位科学家发现，在特定技能领域测试志愿者，然后让他们评估自己的技能水平，在某一特定领域中技能水平最低的人会高估自己掌握该技能的能力，而技能水平最高的人则往往能准确地评估自己的能力。这些发现与参与者的智力无关。相反，由于邓宁－克鲁格效应，那些没有在某一领域中受过高级专业训练的人——无论他们有多聪明或受过多少教育——都很难准确地感知他们对该领域的真正理解程度。因此，那些想要自己研究疫苗的家长——即使智力非常高和受过高等教育——很可能会因为缺乏疫苗方面的专门知识而无法准确地了解疫苗的研究。如果没有广泛的疫苗研究经验，家长们是无法正确地认识自己对疫苗研究领域的理解程度。此外，许多反疫苗网站虽然引用了不少的科学研究，但歪曲了研究结果。

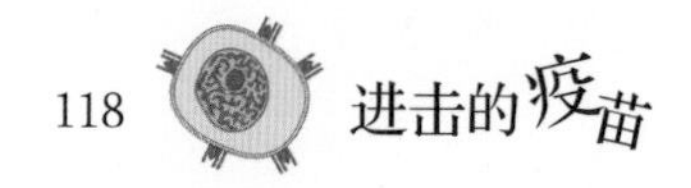

家长们变得越来越紧张。一些家长要求儿科医生跳过一些疫苗，或者把孩子的疫苗分开接种，而不是按照疾病控制与预防中心推荐的时间表接种。即使家长们不相信疫苗会导致自闭症，他们也担心孩子在过短的时间内接种过多疫苗会产生副作用，比如摧毁孩子的免疫系统。然而现实却是，不遵守疾病控制与预防中心制定的时间表会使儿童得不到保护的时间更长。分开接种疫苗意味着去医院的次数更多，这将导致医疗费用更多。而且多次去医院接种可能会让孩子害怕针头。增加去医院的次数也将增加病人在候诊室感染病菌的概率。

5. 疫情的暴发

尽管存在反疫苗运动，美国的州政府仍要求儿童在上学前接种某些疫苗。不过，各州确实允许一些例外。例如，对疫苗成分有罕见过敏反应的儿童可获得疫苗豁免权。大多数州允许基于宗教信仰的疫苗豁免。世界上的主要宗教——印度教、佛教、犹太教、伊斯兰教和基督教——都没有正式拒绝接种疫苗，但一些小的宗教派别确实反对接种疫苗。一些州还允许父母基于非宗教的“个人信仰”免除孩子接种疫苗的要求。

国家疫苗信息中心的创始人芭芭拉·洛·费舍尔希望更多的州提供更多的允许疫苗豁免的情况。国家疫苗信息中心游说州和联邦代表，希望放宽接种疫苗的要求，让更多的家长选择不给孩子接种疫苗。国家疫苗信息中心招募家长在州议会的听证会上就疫苗问题做证，并向立法者提供有关疫苗的错误信息。该组织还主动向家长提供怎样能更容易地让他们的孩子获得免疫豁免权的方法。这些做法导致美国一些社区的疫苗接种率不断下降。

随着美国反疫苗运动的发展，群体免疫力在一些地方开始瓦解。例如，2010 年，加州暴发了大规模的百日咳，出现了 9000 多例病例，是 1959 年以来最多的一次。四年后，加州又暴发了一场百日咳，产生了近 1 万例的病例。随着时间的推移，无细胞百日咳疫苗的效果越来越差，这成为几次疫情暴发的最大驱动因素。研究还表明，在一些地区，学校疫苗的高免接种率使疫情恶化。真正的警钟出现在 2014 年底，麻疹抵达南加州的迪士尼乐园。2014 年，27 个州一共出现 667 例麻疹病例。这是自 2000 年麻疹在美国被消灭（尽管还没有根除）以来的最高数字。这些病例中有一半以上来自俄亥俄州的一次大规模疫情暴发，主要原因是未接种疫苗的阿米什社区成员。（阿米什人是一个新教徒群体，他们排斥现代世界的许多生活方式，一些阿米什社区拒绝给他们的孩子接种疫苗。）

俄亥俄州的疫情基本上没有引起公众的注意。然而，迪士尼乐园的疫情暴发占据了各大媒体的头条，并在家长和医疗专业人士中引发了轩然大波。这是因为迪士尼乐园从一个有趣且安全的游乐场所，变成了有潜在致命疾病的危险之地。

迪士尼乐园的疫情很有可能是由一名外国游客引起的，而之前在菲律宾暴发的麻疹病毒也正是这种病毒。麻疹在加州和其他西部各州迅速传播，特别是在疫苗接种率较低的地区。一项研究发现，一个社区需要 95% 的疫苗接种覆盖率来防止麻疹传播。但是大多数新的麻疹病例社区的覆盖率低于 86%。这次疫情在加州造成 131 人患病，在加州患病的人群中，70% 是没有接种疫苗的。（没有一种疫苗是 100% 有效的，一些受感染的人虽然接种了一剂麻疹疫苗，但未达到推荐的两剂剂量。）

这次的疫情暴发后，美国人对疫苗的态度发生了重大转变。媒体以前一直保持虚假的平衡，即努力呈现“每个故事的两个方面”，即使其中一方给出的信息是错误的。但这一次，大多数的新闻报道强调了拒绝接种疫苗将造成的公共卫生危险。许多家长感到愤怒的是，拒绝接种疫苗将使更大和更多的社区处于危险之中，包括那些年龄太小或病得太重而无法接种疫苗的人群。

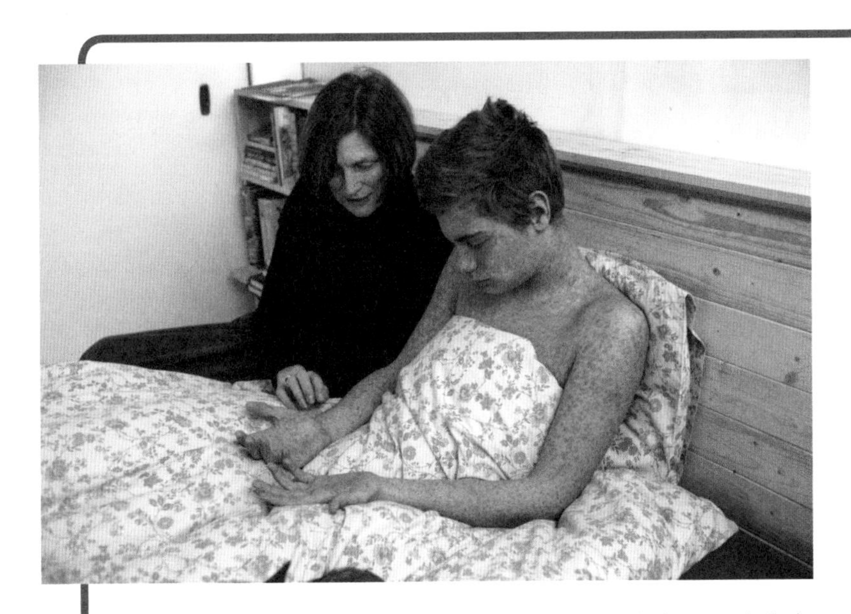

一个十几岁的男孩和他的妈妈看着他身上的麻疹。因为他在婴儿时期没有接种过麻疹疫苗，所以当他十几岁时就很容易感染这种疾病。虽然死于麻疹的人很少，但他们可能会出现严重的并发症，如支气管炎、肺炎或脑部炎症。

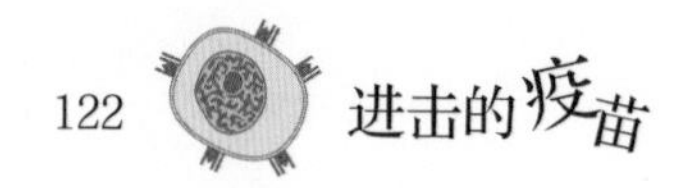

6. 立法浪潮的转变

迪士尼乐园的疫情大暴发促使加州的一些家长要求制定更严格的疫苗接种法律。在疫情暴发之前，除密西西比州和西弗吉尼亚州外，所有州都允许非医疗原因的疫苗豁免，如宗教豁免。加州的家长、儿科医生和加州众议员理查德·潘，希望加州也取消非医疗原因的疫苗豁免。潘在参议院第 277 号法案中提出了修改的建议。立法之争十分激烈。一些不支持该法案的抗议者发表了夸大的、荒谬的言论，称公共卫生官员强制接种疫苗是在杀人。他们指控官员对待他们就像二战期间德国纳粹政府对待欧洲犹太人一样。（纳粹在战争期间围捕并杀害了数百万犹太人、同性恋者、残疾人，以及其他集中营里的人。）一些家长含泪做证说，他们认为孩子受到的伤害就是由疫苗造成的。其他人则讲述了孩子们因为没有接种疫苗而死于疫苗可预防的疾病。最终，法案被通过了。其他州加强疫苗接种要求的努力也取得了进展。

但是因为没有接种疫苗而导致疫情暴发的情况还在继续。例如，在 2017 年春天，明尼苏达州明尼阿波利斯市的一个索马里移民社区暴发了麻疹疫情。十年前，索马里社区的麻疹 - 腮腺炎 - 风疹联合疫苗接种率高于明尼苏达州其他地区：2 岁索马里裔儿童的接种率为 92%，而全州接种率为 88%。但是在明尼阿波利斯市的索马里社区，与普通人群相比，患有智力障碍的自闭症患者的比例很高，其原因科学家至今仍不清楚。于是，安德鲁·韦克菲尔德和其他反疫苗运动的支持者以索马里人为目标，散布关于疫苗危险的错误信息。因此，明尼苏达州索马里裔儿童接种麻疹－腮腺炎－风疹联合疫苗的比例下降，2009 年为 67%，2014 年仅为 42%。2017 年 4 月，麻疹疫情暴发一个月后，明尼苏达州已有 66 人感染，其中 57 人是索马里人，62 人没有接种疫苗。

Vaccine Injury is real and common
Public Education
A Fundamental
RIGHT in CA
NO ON SB277
#NO on SB277
#Vaccine Choice

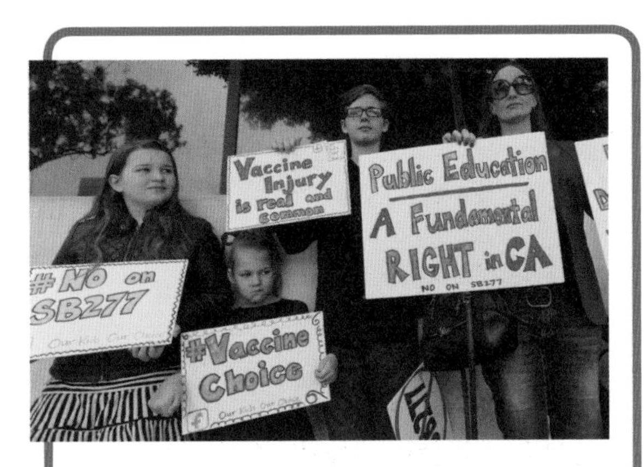

一位母亲和她的三个孩子在加州参议院前抗议 277 号法案。该法案于 2015 年迪士尼乐园麻疹暴发后通过，加强了加州上学儿童的疫苗接种要求。

像这样的疫情发生，还有部分的原因是由于疫苗的成功。自从脊

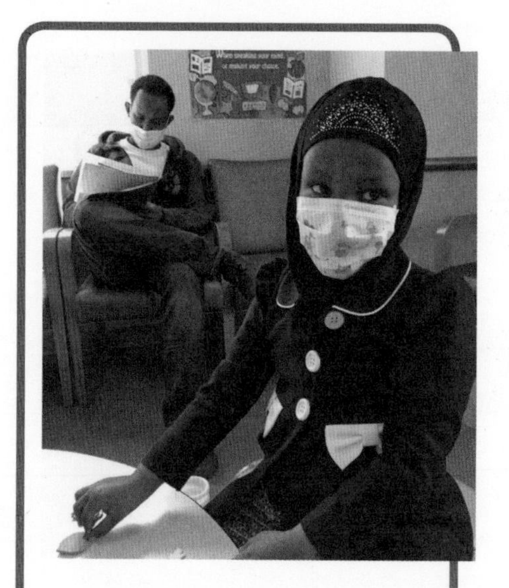

从受感染的人身上很容易感染麻疹。出于这个原因，明尼阿波利斯市的一家医疗诊所在2017年麻疹暴发期间让游客戴上口罩进行防护。这种疾病主要在该市的索马里社区传播，因为社区里的许多家长拒绝给孩子接种疫苗。

髓灰质炎、麻疹、破伤风、脑膜炎和其他传染病在美国被消灭之后，美国的家长就不再知道或害怕这些疾病了。正如疫苗学家斯坦利·普洛特金所说：“现在的问题是，与没看到过的东西相比，人们对他们看到的东西更关注，但他们没看到过的疾病实在是太多了。”

不过，迪士尼乐园的疫情暴发提醒了人们，传染病并不是已经过去不会再发生的事。这是不容否认或忽视的。如果忽视这一点，拒绝接种疫苗，就会导致疾病滋生，导致死亡。

7. 全球范围的反疫苗运动

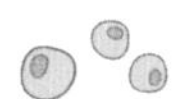

并不是只有英国和美国的公众在反对接种疫苗。在世界各地，有许多国家和地区抵制疫苗。不过，他们反对疫苗接种的观点通常与美国人和英国人不同。

例如，罗马天主教会是世界上一支强大的力量。教会反对人工节育，因为人工节育使夫妻可以为了快乐而做爱，而不仅仅是为了生育。在一些天主教人口众多的国家，教会领导人怀疑世界卫生组织接种疫苗不是为了预防疾病，而是为了防止妇女生育——这违反了教会教义。

例如，20 世纪 90 年代，在墨西哥、委内瑞拉、坦桑尼亚和菲律宾传播的谣言说，世界卫生组织的破伤风疫苗接种运动实际上是秘密向妇女提供避孕措施的一种方式。2014 年，肯尼亚也出现了类似的说法。在那里，一群医生和天主教主教声称破伤风疫苗被用来使妇女不孕，以解决肯尼亚的人口过剩问题。开始传播流言的医生之所以对疫苗产生怀疑，部分是因为这种疫苗适用于 15 到 49 岁的女性——这是生育年龄的范围。一些肯尼亚人也对此表示怀疑，因为对疫苗的测试错误地显示，疫苗中含有一种人绒毛膜促性腺激素。这种激素曾在一种用于预防怀孕的疫苗中测试过，但从未被正式使用。

疫苗事故

进入21世纪，由疫苗导致的悲剧并不常见，特别是在疫苗管理严格的富裕国家。但在贫穷或饱受战争蹂躏的国家，没有资金或资源来实施严格的规则，疫苗事故就会发生。

2014年9月，叙利亚内战爆发的三年后，一种名为阿曲库铵的肌肉松弛剂与用于稀释麻疹疫苗的盐水混在了一起。之所以发生这种情况，是因为装有这些物质的小瓶看上去很相似。这种混乱导致了疫苗被阿曲库铵污染，75名儿童患病，15人死亡。2015年5月，墨西哥恰帕斯有2名婴儿死亡，29人住院治疗。原因是他们接种的乙肝疫苗被细菌污染了。

叙利亚、墨西哥等国发生的类似事件有双重负面影响。首先，受污染的疫苗会伤害甚至杀死接种疫苗的儿童。其次，疫苗事故降低了人们对疫苗接种和其他公共卫生举措的信任。缺乏信任会导致人们拒绝接种疫苗，从而导致更多的疾病和死亡。

事实上，破伤风疫苗中不含人绒毛膜促性腺激素。这种疫苗给育龄妇女使用，只是为了保护她们的新生儿不受这种疾病的影响，因为婴儿只有长到六周大时才能接受第一剂疫苗。最终，争议得到解决，疫苗接种继续进行。之后的结果显示，肯尼亚和其他使用该疫苗的国家的怀孕率和出生率保持不变。

第五章

未来会怎样

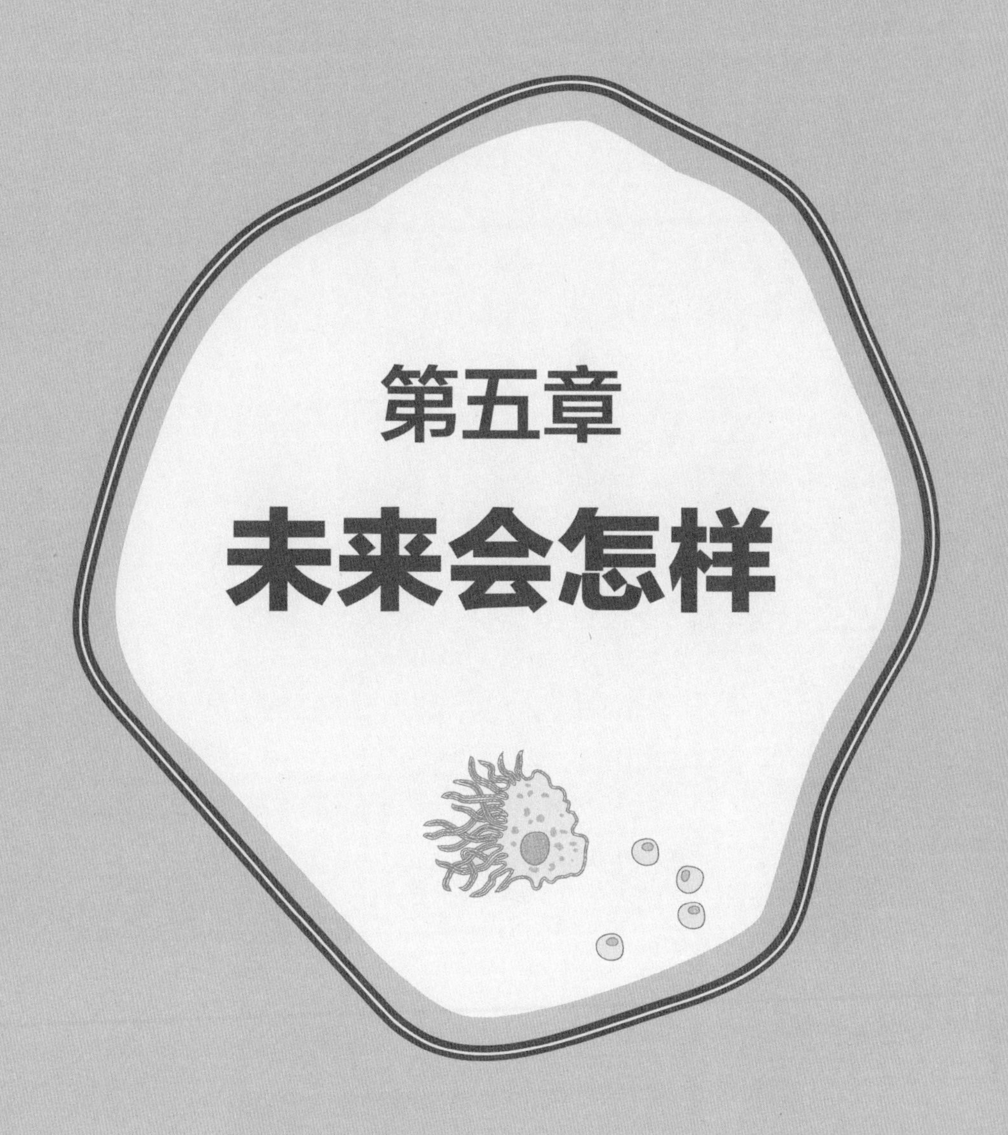

自从爱德华·詹纳第一次给詹姆斯·菲普斯接种牛痘以来，疫苗学有了很大的发展和变化。

在21世纪，疫苗学家利用诸如重组疫苗和结合疫苗等新技术对抗疾病。同时，他们还在研究其他的新技术，比如实验性DNA疫苗。创新是必要的，因为疫苗学家正在努力战胜的病原体是复杂且棘手的。

1. 两种热带疾病

疟疾和登革热是世界上最致命的两种传染病，也是人类最难对付的两种。疟疾和登革热是通过蚊虫叮咬传播的。世界上大约有一半的地区面临着这两种疾病的威胁。它们常发生在热带地区，那里一年中的大部分时间都是温暖潮湿的。蚊子在温暖的静水中繁殖，大部分种类的蚊子在夜间最活跃。

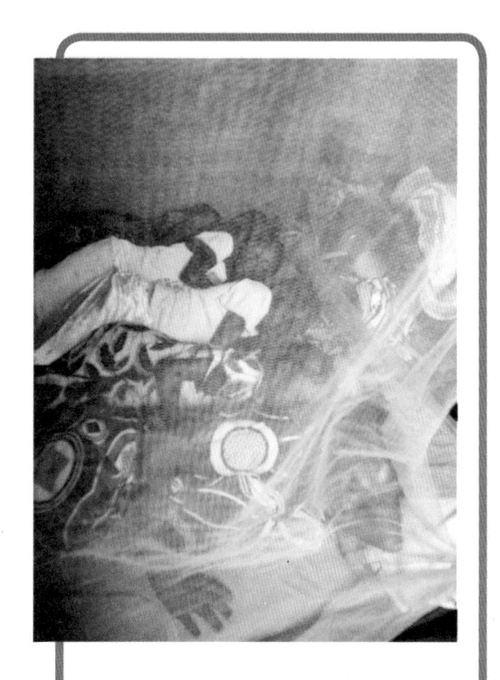

这是塞拉利昂（非洲的一个国家）的一家人，他们正睡在防止蚊虫叮咬的蚊帐里。虽然蚊帐能减少感染疟疾的概率，但人们还需要接种疫苗才能更有效地对抗疟疾。

按蚊属的蚊子会携带导致疟疾的寄生虫。寄生虫，一种依靠其他生物而生存的生物，是一种原生动物——一种具有类植物和类动物特征的单细胞生物。引起疟疾的原生动物属于五个不同的种类，都属于疟原虫属。其中两种——恶性疟原虫和间日疟原虫，导致了大部分的疟疾病例和死亡。2015年，全球约有2.14亿至2.86亿人感染疟疾，约43.8万人死亡。在前几年，这个数字甚至更高。2010年至2015年，全球疟疾感染人数下降了18%，疟疾死亡人数几乎减少了一半。

减少的主要原因是媒介控制，即减少了蚊子的数量。许多国家的卫生部门以不同的方式减少着蚊子的数量。在世界上的一些地方，相关的工作人员在蚊子的繁殖地喷洒强力杀虫剂。在撒哈拉以南的非洲——大约 90% 的疟疾病例和死亡发生在那里，工作人员还会向家庭分发经杀虫剂处理过的蚊帐。有些蚊子在晚上很活跃，所以人们在床上围上蚊帐，能防止他们睡觉时被蚊子叮咬。病媒控制还包括用纱窗覆盖开着的窗户，清理蚊子产卵的死水池。蚊帐在减少感染方面帮助最大。2015 年，撒哈拉以南的非洲有一半以上可能感染疟疾的人口睡在经杀虫剂处理的蚊帐下，而 2005 年这一比例仅为 5%。

然而，仅靠病媒控制是远远不够的。“这很难的原因是，蚊子幼虫或刚孵化的蚊子可以在 1.3 厘米深的水中生活。”印第安纳州普渡大学的昆虫学家格温·皮尔森说，“这给蚊子提供了很多繁殖的地方，尤其是在不发达国家，那里的人们需要在没有铺好的土路上运输水。而泥泞的脚印最适合蚊子繁殖。”

许多种类的蚊子已经对杀虫剂产生了耐药性，一些疟原虫也对几种抗疟药物产生了耐药性。携带疟疾的蚊子种类数量非常多，而且它们的习性各不相同。皮尔森解释道：“有些蚊子喜欢在室内叮咬，有些喜欢在室外；有些喜欢在晚上觅食，有些喜欢在黎明。”

相关的工作人员试图通过类似的媒介控制来控制登革热——一种由埃及伊蚊和白纹伊蚊携带的病毒引起的疾病。据估计，128 个国家中有 25 亿至 39 亿人面临感染登革热的风险。与疟疾不同，登革热病例在全球范围内不断增加。在美洲、亚洲的大部分地区、澳大利亚和新西兰，病例从 2008 年的 120 万例跃升至 2010 年的 220 万例，然后在 2015 年升至 320 万例。登革热病例增加的部分原因是更多的数据被收集到了：过去因为诊断方式不成熟等因素，会遗漏一些登革热病例。

在全球范围内，估计每年有上亿的登革热感染病例，但并非所有的病例都有症状，大约 25% 的感染者会出现症状。登革热不像疟疾那样致命，但据估计每年仍有大约 2.5 万人死于登革热。

携带登革热病毒的蚊子大多在白天叮咬，因此蚊帐不能全天保护人们。埃及伊蚊和白纹伊蚊大多生活在城市，那里的人口众多且分布密集。城市里到处都是可以收集雨水的容器。皮尔森说：“像瓶盖这样小的东西就足够蚊子繁殖了，而且水温越高，它们发育得越快。”

气候变化和传染病

在世界各地，由于地球大气中可以吸收热量的二氧化碳增加，全球气温正在上升。人类燃烧化石燃料（石油、煤炭和天然气）时会向大气中释放二氧化碳。全球气温上升正在改变降雨模式，在一些地区造成干旱，在另一些地区造成强风暴。在降雨量增加的地区，蚊子有更多的水池可以繁殖，蚊子的数量也随之增加。皮尔森说，某些蚊子也能在干旱中存活。她解释说："携带登革热病毒的伊蚊的卵很耐旱，所以即使下了大雨，接着又遭遇干旱，这些卵也可以在没有水的情况下存活几个月。"

然而，科学家不知道气候变化将如何影响蚊子携带疾病的病例数量。许多因素都会影响蚊子的行为和它们携带的病原体的行为。随着气候的变化，这些因素也在变化。例如，一些证据表明，全球变暖可能会降低疟原虫引起疟疾的能力。

2. 登革热疫苗 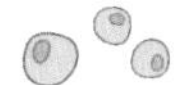

登革热病毒很棘手，分为四种不同的血清型病毒。任何一种血清型病毒的首次感染的情况通常是轻微的。然而，感染者恢复后只对这种血清型病毒产生免疫力，对其他三种血清型病毒没有免疫力；一旦在之后感染了另外一种血清型病毒，症状可能就会十分严重。2011年，研究人员在印度尼西亚、马来西亚、泰国、菲律宾和越南对1万多名年龄在2至14岁之间的儿童进行了一种新的登革热疫苗的测试。该疫苗对两种登革热血清型病毒具有良好的免疫力，但对另外两种登革热血清型的保护作用明显较低。然而，接种疫苗后的第三年，接受疫苗的2至5岁儿童因登革热住院的可能性是未接种疫苗儿童的7倍。科学家们认为，该疫苗可能只预防了第一次感染，而没有对另外两种血清型病毒提供足够的免疫。因此，那些接种过疫苗的孩子一旦遇到不在疫苗预防范围内的血清型病毒时，患病的情况会比他们没有接种疫苗的时候更加严重。

另一项测试在5个拉丁美洲国家招募了2万多名9至16岁的儿童。登革热对这个年龄段内的儿童的影响比其他任何年龄段的都大。本次测试并未发现登革热病例的住院率增加。因此，2015 年，赛诺菲巴斯德制药公司获准在 9 至 45 岁的人群中使用这种新的登革热疫苗。

科学家在获得批准后继续研究疫苗，一年后研究人员分析了所有这些测试的结果。他们的结论是，登革热疫苗对登革热高传播率地区的个人和人群都有好处。然而在传播率较低的地区，住院率较高，因此该疫苗的风险可能大于其益处。在登革热发病率中等的地区，疫苗总体上看来是有帮助的，但住院率仍略有上升。

科学家们正在研究一种名为 TV003 的新疫苗，他们希望这种疫苗能对登革热所有四种血清型病毒都提供良好的保护。有了这样的疫苗，无论是否是第一次感染登革热，无论以前是否接触过登革热，也无论感染的血清型病毒是哪一种，他或她都将受到保护，不受严重登革热的影响。

3. 疟疾的难题

疟疾比登革热更棘手。对大多数疾病来说，生病后康复就可以获得免疫力，防止未来再被感染。疟疾却并非如此。那些感染疟疾的人恢复后，只有部分免疫力，他们可能会一次又一次地得疟疾，尽管后来的症状可能没有第一次那么严重。由于这种疾病本身不能提供完全的免疫力，因此疫苗学家很难制造出一种能提供完全免疫力的疫苗。疫苗的原理是通过触发人体的自然免疫反应起作用的。但是如果身体没有有效的反应，疫苗该怎样触发它呢？

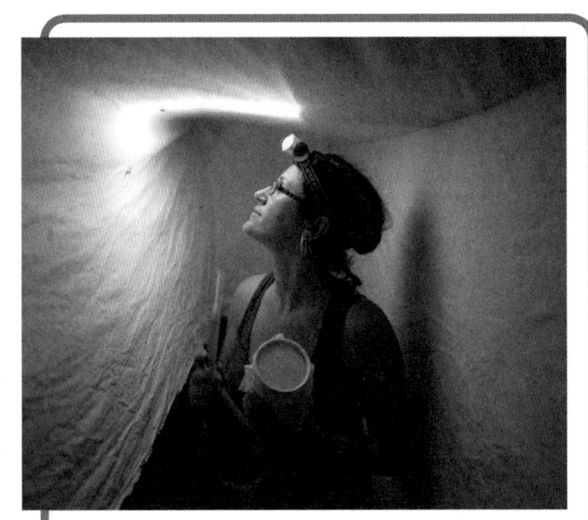

图上是在秘鲁的卢普纳镇，一位昆虫学家为了研究疟疾，正在捕捉携带疟原虫的蚊子。

研制有效的疟疾疫苗也很困难，因为疟原虫寄生在两种不同的宿主体内：人类和按蚊。整个疟原虫的生命周期很复杂。当蚊子叮咬人体时，疟原虫以孢子体的形式进入人体血液，然后通过血液到达肝脏。在那里孢子会释放裂殖子。裂殖子离开肝脏，感染全身的红细胞。一旦进入红细胞，它们就会繁殖，然后冲出细胞。当它们发作时，会引起疟疾的症状，包括发烧、头痛、肌肉疼痛和恶心等。新的裂殖子会感染更多的红细胞。在接下来的发育过程中，红细胞内的一些寄生虫会发育成未成熟的性细胞，即配子细胞，如果另一只按蚊叮咬了感染者，这些配子细胞就会进入蚊子的体内。在蚊子的肠道中繁殖，形成新的孢子，然后进入蚊子的唾液腺等待下一个人类宿主。

因为疟原虫在每个宿主体内都会发生变化，所以很难用疫苗来对付疟原虫。在 2002 年的一项实验中，疫苗学家试图通过将受疟原虫感染的蚊子暴露在辐射中来锁定孢子阶段。志愿者同意让受辐射的蚊子咬他们看看发生了什么。蚊子将孢子传递给志愿者，但孢子太弱，不会造成伤害。人类的免疫系统能够识别出被削弱的孢子是入侵者，并会对未来疟疾的感染进行防御。但这种方法的问题在于，捕捉数百万只蚊子并将它们暴露在辐射之下，成本高昂且不切实际。一家名为 Sanaria 的生物技术公司正在探索一种更实用的方法，利用辐射照过的孢子来制造疫苗。

另一种疟疾疫苗 RTS,S（也称 Mosquirix），在 2015 年获得了欧洲监管机构的批准。由葛兰素史克公司生产的 RTS,S 疫苗的目标是孢子中的一种蛋白质。这种蛋白质太弱，无法单独刺激免疫系统。

因此，研究人员将其与乙肝抗原结合，以一种“伪装”入侵者的方式，从而使得免疫系统能够更好地识别它。RTS,S 疫苗只对恶性疟原虫有效。恶性疟原虫是最致命的疟疾寄生虫，造成了大量的疟疾患者死亡。一个人必须接受四剂疫苗才能有效。前三剂间隔一个月，18 个月后接种最后一剂。这种疫苗只能减少一个人感染疟疾的次数，并不能完全预防这种疾病。例如，如果不接种，将会经历 10 次疟疾发作，而接种疫苗的婴儿只经历了七八次疟疾发作，接种疫苗的幼儿只经历了六七次疟疾发作。然而，RTS,S 疫苗剂量不适用于非洲的大多数疫苗接种项目。因此，2016 年，世界卫生组织在加纳、肯尼亚和马拉维启动了一个试点项目，目的是评估疫苗的时间表和疫苗的安全性。该项目还将评估疫苗挽救了多少生命。

目前有十几种疟疾疫苗正在研发中，但没有一种像 RTS,S 疫苗这样进展如此之快。其中一种疫苗侧重于切断传播途径，而不是预防疾病。首先，人体接种一种疫苗，使人体产生针对蚊子肠道中寄生虫的抗体。当蚊子叮咬接种过疫苗的人并吸食血液时，它就会吸收这些抗体。抗体会在蚊子体内的寄生虫繁殖和感染其他人之前，攻击并杀死它们。虽然这种方法不能预防接种疫苗的人患病，但是它能通过杀死寄生虫来提高群体免疫力。当叮咬过接种疫苗的人的蚊子再叮咬另一个人时，这个人就不会感染疟疾。

还有一些疟疾疫苗针对的是疟原虫的所有生命阶段，并已进入二期试验。事实上，许多科学家认为，这种疫苗的研究方向可能是最好的。但要想取得真正的进展，需要一种复杂到足以与寄生虫的复杂性相匹配的疫苗。

4. 新威胁的出现

2015 年 4 月，巴西出现了一种令人困惑不安的情况：巴西几个地区出生的小头畸形症婴儿数量突然增加。这种出生缺陷通常会导致大脑发育不正常和终身残疾。出生的孩子除了小头畸形，还可能会导致癫痫发作、发育迟缓、智力和学习障碍等。他们也可能在运动、平衡、听觉、视觉或饮食方面有问题。目前还没有治愈方法，由小头畸形症引发的健康问题可能导致患儿早夭。

先天性红斑狼疮——由怀孕期间患风疹的母亲传给胎儿——可导致小头畸形症。然而，就在卫生部门宣布美洲已经消灭这种疾病的时候，新的小头畸形症暴发。那么，罪魁祸首肯定是另外一种新的疾病。

在接下来的几个月里，公共卫生官员、流行病学家和其他科学家搜集了一些证据。他们最终确定导致小头畸形症暴发的原因是寨卡病毒。寨卡病毒是由携带登革热病毒的蚊子——埃及伊蚊（也携带黄热病）和白纹伊蚊传播的。1947 年，研究人员在乌干达的一只恒河猴身上首次发现寨卡病毒。1954 年，在尼日利亚的医生首次发现人感染这种病毒的病例。但是这种疾病仍然十分罕见。当它发生在人身上时，它只会引起暂时的发热、关节疼痛、眼睛不适和皮疹。非洲和亚洲的零星病例从未引起长期的问题和关注。

之后，2007 年在南太平洋雅浦岛暴发的疫情演变成一场流行病。多起疫情在南太平洋其他岛屿蔓延。这一次，许多携带这种病毒的人患上了格林 - 巴利综合征，这是一种会导致瘫痪的神经疾病。2015 年 4 月，寨卡病毒在南美和中美洲暴发。研究人员认为，2014 年世界杯足球赛的时候，外国游客来到巴西，带来了这种疾病。

2015 年的寨卡病毒比之前更具破坏性。研究人员认为它在 2007 年到达太平洋之前或期间发生了变异。2015 年感染的一些人出现了格林 - 巴利综合征。一些受感染的孕妇生下患有小头畸形和其他先天缺陷的婴儿。其他孕妇有流产或死产（她们的婴儿在怀孕期间死亡）。

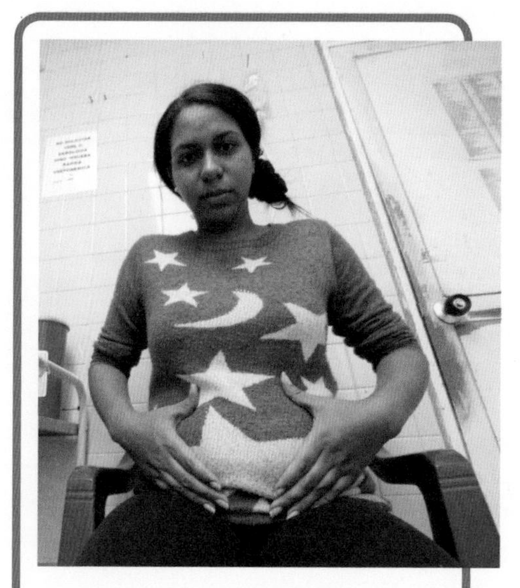

目前迫切需要一种预防寨卡病毒的疫苗。感染寨卡病毒的孕妇，比如图上这位哥伦比亚的准妈妈，可能会遭遇流产或死产，或者她们的婴儿可能会有严重的、潜在的先天性缺陷。

此后，研究人员对这种病毒在怀孕期间如何危害胎儿有了更多的了解。这种疾病最终蔓延到数十个国家。2016年7月底，这种病毒出现在美国。

通过减少蚊子数量的病媒控制可以在一定程度上控制寨卡病毒。但这不是一个长期的解决方案。因此，世界各地的研究小组几乎立即开始研制疫苗。到2016年夏天，大约有18个国家的政府、医疗和教育机构正在研究可能的疫苗，美国国立卫生研究院已经启动了一项针对80名健康成年人的寨卡疫苗一期临床试验。在疫苗的研制进程里，这速度是非常快的。美国国立卫生研究院的试验结果显示，这种疫苗是安全的，可以引起人体的免疫反应。随着研究人员连续两年跟踪试验参与者的疫苗安全性和有效性，美国国立卫生研究院于2017年3月开始了同一疫苗的二期临床试验。第二阶段试验的目标是在美国、波多黎各、巴西、秘鲁、哥斯达黎加、巴拿马和墨西哥——所有寨卡病毒感染发生的地区——招募了2490名健康的成年人。在这项试验中，研究人员将确定疫苗的最佳剂量，并继续评估其安全性和有效性。世界是在一到两年内，还是在十到二十年内看到寨卡病毒疫苗，将取决于科学家从这些试验结果中获得了什么。与此同时，2017年感染寨卡病毒的病例较2016年大幅下降。但科学家警告说，这种疾病至少在未来十年内仍将是一种威胁。

5. 世界上最难预防的疾病

非洲青少年的头号杀手是由人类免疫缺陷病毒引起的获得性免疫缺陷综合征，俗称艾滋病。在世界范围内，艾滋病是青少年的第二大杀手。艾滋病病毒是通过受感染的血液和性交传播的。母亲也可以在分娩时将艾滋病病毒传染给自己的孩子。

艾滋病的流行始于20世纪80年代。1987年，美国食品药品监督管理局批准了第一种治疗艾滋病的药物。1996年，联合国艾滋病规划署为了研制一种艾滋病疫苗，发起了国际艾滋病疫苗倡议。科学家们估计，一种效力达到70%的疫苗能打破传播周期，每年可以预防大多数新的艾滋病病毒感染。被病毒感染的人越少，那么被他们传染的人也就越少。

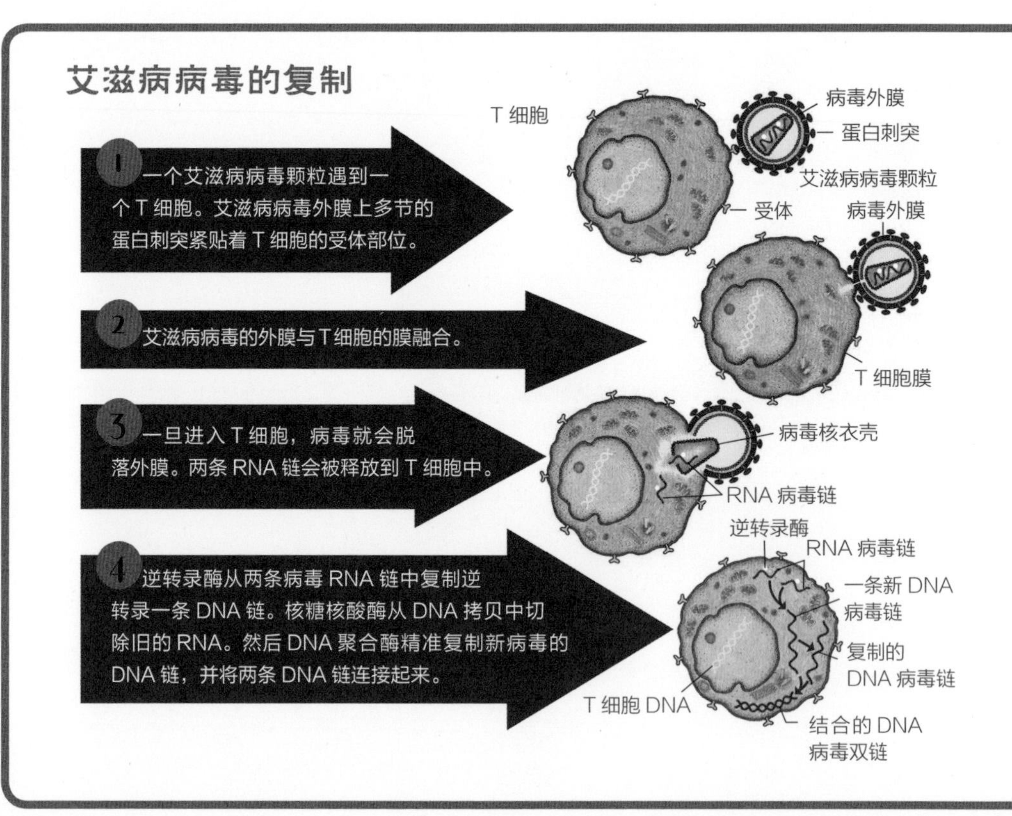

在许多方面，艾滋病病毒是疫苗研发过程中的最大挑战。在人体内部，艾滋病病毒可以在一天内复制数十亿个自身的副本，所有这些复制都会导致许多突变。通过这种方式，艾滋病病毒的进化速度几乎比任何已知的生物体都要快。

更具挑战性的是，艾滋病病毒攻击的正是人体用来保护和防御自身的系统——免疫系统。这种病毒专门攻击辅助性 T 细胞，也就是激

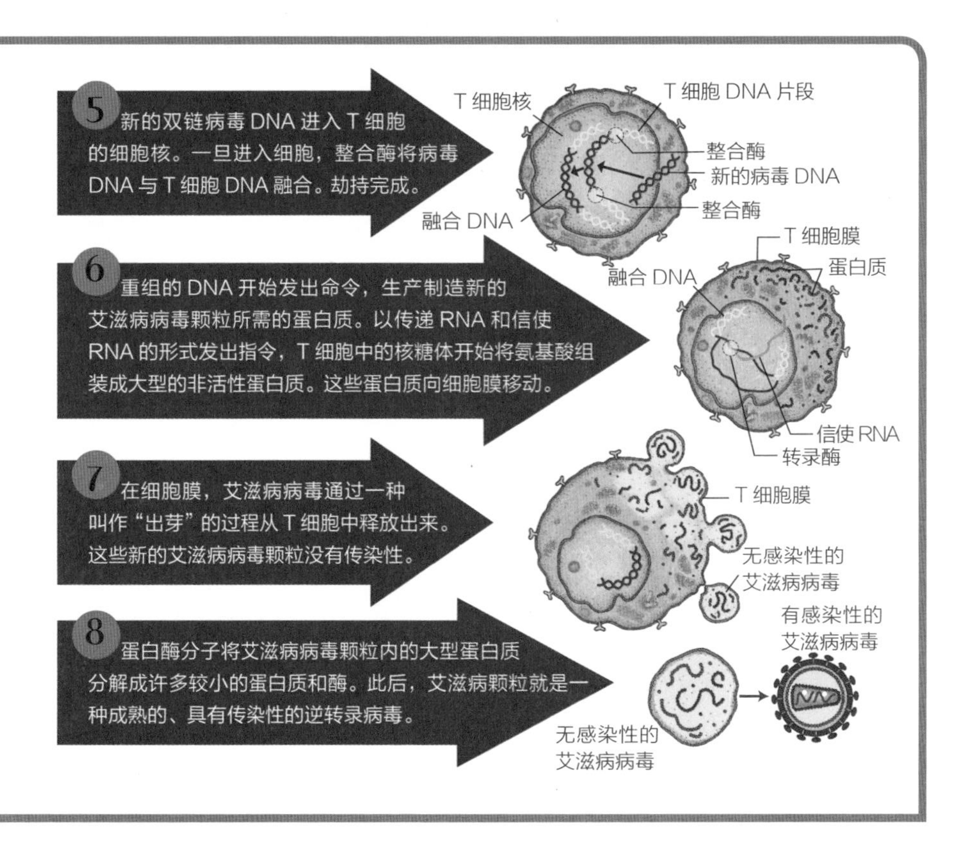

活B细胞产生抗体的细胞。在辅助性T细胞内，艾滋病病毒会复制。如果体内没有足够健康的辅助性T细胞，就不会有足够的B细胞产生抗体来对抗这种病毒和其他可能攻击人体的病毒。（这就是为什么医生通过追踪艾滋病患者的T细胞数量来监测他们的健康状况。）即使一些B细胞产生抗体，这些抗体也会攻击含有病毒的辅助性T细胞，这类似于士兵攻击垂死的将军。由于病毒变异速度太快，人体通常无法迅速产生抗体来识别最新版本的病毒。

艾滋病疫苗的研制过程并不顺利。自从1981年首次发现这种病毒以来，研究人员只在人类身上测试了三种艾滋病疫苗，但目前没有一种是有效的。

随着七年来首次新试验的开始，2016年底出现了研制艾滋病疫苗的新希望。这种新疫苗在实验室中被称为HVTN 702。该疫苗将在南非的5400名青年男女中进行试验。HVTN 702实际上由两种不同的实验性疫苗组成，这两种疫苗之前在泰国进行过测试，取得了一些成果。第一种疫苗是ALVAC-HIV，该疫苗由赛诺菲巴斯德公司生产。为了研制出这种疫苗，研究人员利用基因工程技术将三种艾滋病病毒蛋白插入金丝雀痘病毒中。这些蛋白质是抗原，可以激活体内的T细胞，使它们做好战斗的准备。第二种疫苗由葛兰素史克公司生产，是一种亚单位疫苗，含有一种从艾滋病病毒表面提取的基因工程蛋白。这种疫苗可以增强已经开始的免疫反应，并导致B细胞产生抗体。研究人员希望这两种疫苗结合在一起能够产生免疫反应，从而预防艾滋病病毒感染。研究人员之所以选择南非进行试验，是因为该国的艾滋病病毒携带者和艾滋病患者人数比世界上任何其他国家都多，大约有700万人。参与试验的人将在一年内接受5次注射，研究人员将对他们进行为期两年的跟踪调查。预计结果将于2020年公布。

与此同时，其他科学家继续按照其他策略研究艾滋病疫苗。一些人正试图开发艾滋病的DNA疫苗。这项工作包括将一些艾滋病病毒的基因插入到将使用在疫苗中的一小段DNA中。理想情况下，这些基因一旦进入人体，就会产生与艾滋病病毒产生的蛋白质足够相似的蛋白质，使人体产生对抗艾滋病病毒的抗体。其他研究人员正在尝试使用一种叫作腺病毒的病毒携带艾滋病病毒的片段进入人体，研究人员希望免疫系统能够攻击这种病毒。灭活的腺病毒是实验疫苗中携带遗传物质的理想载体。研究人员知道它们能够广泛感染人类和动物组织。而且它们很适合做实验室实验，因为它们可以在宿主以外的地方长年地生存。还有些研究人员在研究口服艾滋病疫苗，以及可以注射到皮肤而不是肌肉中的疫苗。

我们需要更多的性病疫苗吗？

性传播疾病在美国很普遍。2015 年，美国有大约 150 万衣原体病例，40 万左右的淋病病例，近 2.4 万的梅毒病例，而且这些数字还在增加。

在过去，这些疾病不是疫苗研究人员优先考虑的问题。如果及早发现性病，抗生素可以治疗它。但是许多细菌发生了突变，形成了对抗生素具有耐药性的特性。某些抗生素曾经很容易杀死导致性传播疾病的细菌，但现在已经不再有效。

如果不能依靠抗生素来治疗性病，那么就将需要转向疫苗。因此，衣原体、淋病和梅毒疫苗可能很快就会成为疫苗研究人员优先考虑的问题。

6. 埃博拉病毒

2013 年 12 月底，几内亚（一个西非国家）的一个小村庄里，一名 18 个月大的男婴死亡。当时没有人知道他得了什么病，但这种病很快就传播到邻近的国家。尽管尚不确定这个蹒跚学步的孩子是否是第一例病例，但他也是被卷入了自 1976 年埃博拉病毒被发现以来，该病毒引发的最严重的一场疫情中。这场疫情在感染了 28600 多人，造成了 11300 多人死亡后，于 2016 年结束。

埃博拉病毒是毁灭性的，通常是致命的。一旦病毒进入人体，它最终会感染并摧毁几乎所有类型的细胞。起初，患者会出现类似流感的症状，如发烧、疼痛、头痛和疲劳。症状还会发展为严重的内出血。大约一半感染埃博拉病毒的人会死亡，科学家们不确定为什么有些人能存活下来，而有些人却不能。在 2013 年至 2016 年的疫情暴发期间，科学家开发了一种名为 ZMapp 的治疗方法，其中含有埃博拉病毒抗体。ZMapp 不同于疫苗，因为它不会导致

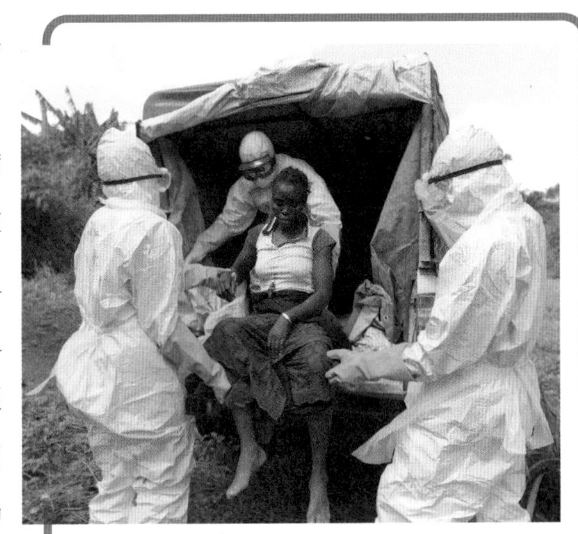

非洲国家几内亚的卫生工作者将一名患者送往埃博拉治疗中心。为了防止病毒进入他们的身体，工作者们从头到脚都穿着防护服。

免疫系统产生抗体。相反，它提供了被动免疫：一个人被注射入已经产生的抗体，可以立即攻击病毒。不过，ZMapp 在 2013 年至 2016 年的疫情暴发期间是一项有争议的应急措施，因为它没有进行安全性或有效性的研究和测试。

科学家希望开发一种疫苗来预防未来的埃博拉疫情，而不是用未经测试的药物来治疗病例。这种需要是紧急且迫切的。埃博拉疫情肆虐几内亚、利比里亚和塞拉利昂等国，并导致两名美国医护人员和一名西班牙护士患病。当埃博拉病毒对美国和欧洲构成威胁后，研究机构突然加快了疫苗的研发速度，而这些疫苗此前只在动物身上进行过部分研发或测试。

埃博拉病毒对疫苗研发人员来说有很多挑战。首先，它的一种主要蛋白质可以有三种不同的形状。这种灵活性增加了病毒对身体的伤害。此外，埃博拉病毒会阻止人体释放干扰素，干扰素是一种向免疫系统发出外来病原体警报的蛋白质。最后，碳水化合物占埃博拉病毒质量的一半，并以某种形式掩盖它。由于人体利用碳水化合物作为能量，这种病毒并不会被免疫系统视为入侵者。

疫苗制造商的迅速行动和全球合作取得了成效。到 2016 年底，一种名为 rVSV-ZEBOV 的埃博拉疫苗问世。该疫苗经过多次临床试验，结果都表明该疫苗对人体有较好的疗效和较高的安全性。但试验中还存在一些难以确定的问题，而且试验过程还没有结束，还需要更多的研究来证实疫苗的安全性和有效性。没有人知道这种疫苗的免疫力能维持多久，也没有人知道这种疫苗的设计能否用于制造其他埃博拉病毒的疫苗。默克制药公司正在进行更多的安全性研究，并将在之后把疫苗提交给美国食品药品监督管理局审批。

7. 接下来会是什么

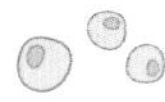

除了疟疾、登革热、寨卡病毒和埃博拉病毒的疫苗，研究人员还在研究其他疾病的疫苗。一种是呼吸道合胞病毒（RSV），这是儿童下呼吸道感染最常见的原因。在美国，呼吸道合胞病毒每年会导致7.5万至12.5万人住院，数百名婴儿死亡。

科学家们还在探索疱疹病毒引起的皮肤病的疫苗开发。然后是肺结核，一种损害肺部的疾病。世界卫生工作者把结核病、疟疾和艾滋病称为“三大”疾病，因为每年由它们引起的死亡人数加起来约有

孕期的疫苗

怀孕期间是预防可能伤害胎儿或新生儿疾病的理想时间。比如，寨卡病毒和风疹会导致新生儿有先天性缺陷。另一种是巨细胞病毒，它是导致非遗传性耳聋和包括智力残疾在内的其他先天性缺陷的主要原因。

巨细胞病毒非常常见，几乎三分之一的5岁儿童和几乎一半的中年人（40岁到50岁）感染过这种疾病。然而，如果妇女在怀孕期间得了这种疾病，她的孩子就有很高的先天性缺陷的风险。据估计，每年大约有4万名婴儿出生时会患上这种疾病，五分之一的婴儿会出现耳聋、智力障碍或类似问题。科学家们正在研制一种预防巨细胞病毒感染的疫苗，以减少这些先天性缺陷的出现。妇女可能需要在儿童时期、怀孕前或怀孕期间接种这种疫苗。

四分之一的健康成年女性会感染B组链球菌。B组链球菌不会对受感染的妇女造成健康问题，但却会传染给新生儿。大约每2000名新生儿中就有1名因B组链球菌感染而出现并发症。这些并发症包括呼吸问题、肺

260万人。现有的结核病疫苗不是很有效，所以科学家们想要研制出一种更有效的。目前已经有针对甲型和乙型肝炎的疫苗，2012年中国的疫苗学家研制出了一种针对戊型肝炎的疫苗。但是我们仍然没有其

炎（肺部感染）、大脑和脊髓肿胀、心脏问题和肾脏问题等。B组链球菌疫苗可以预防这些严重的并发症。2016年的一项二期临床试验显示，一种安全有效的疫苗取得了较为成功的结果，但科学家必须进行更多的试验来证实这些结果。

呼吸道合胞病毒不会影响胎儿，但它是1岁以下儿童肺炎和肺部炎症的主要病因。几十年来，科学家们一直在努力开发一种对抗呼吸道合胞病毒的疫苗。其中的一个研究方向是为孕妇而不是新生儿开发呼吸道合胞病毒疫苗，因为新生儿的免疫系统可能还不够成熟，无法对某些疫苗做出充分反应。比如，妇女在怀孕期间已经接种了百日咳和流感疫苗，这样她们的身体就会产生抗体传递给胎儿；这些母体抗体可以在新生儿出生后的几个月内为他们提供预防百日咳和流感的保护。这种呼吸道合胞病毒疫苗也可以起到同样的作用。

他两种危及生命的肝炎的疫苗——丙型和丁型。

几乎所有现有的疫苗都是预防性的，这意味着它们可以预防疾病。人乳头瘤病毒疫苗和乙肝疫苗都是通过预防可能导致癌症的病毒感染

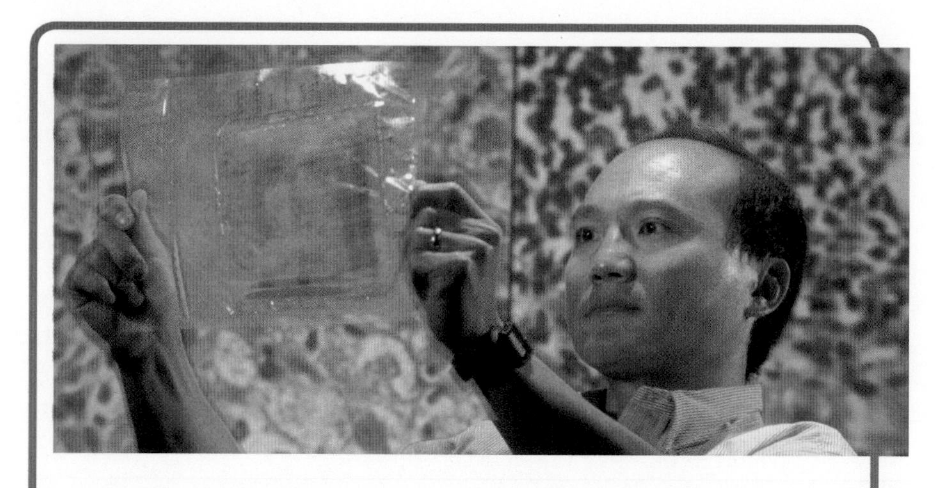

美国国立卫生研究院的一位科学家研究出了丙型肝炎病毒的 DNA 图谱。科学家们对一种疾病的基因组成了解得越多，他们就越有可能设计出预防这种疾病的疫苗。

的方式来预防癌症。研究人员还希望开发治疗现有癌症的疫苗。这些疫苗通过教会 T 细胞对抗癌症或产生抗体与癌细胞表面结合并杀死癌细胞，从而增强人体的免疫反应。美国食品药品监督管理局只批准了一种针对前列腺癌的治疗疫苗。其他的还处于研发和测试阶段。

科学家下一步将研发哪种疫苗？世界将会看到一种有效预防疟疾

或艾滋病的疫苗吗？哪些不可避免的新病原体会出现，并促使科学家们冲进实验室，集思广益出一种新疫苗？

100多万年以来，人类和微生物一直处于一场永无止境的战斗中。最开始是接种人痘，现在是疫苗，人类一直在试图战胜病原体。但几乎同样迅速的是，病原体也在不断进化、变异，甚至常常领先于疫苗研发人员一步。这个世界可以让人类生病和死亡的生物可能永远不会灭绝。我们需要不断地培养出优秀的科学家，他们将继续用疫苗进行反击。也许，你就将是他们中的一员。

词汇表

被动免疫：依靠体外生产的抗体提供的针对某种疾病的暂时免疫力。抗体可以在实验室中产生，也可以从其他人身上提取。孕妇也会自然地将抗体传给胎儿。

病毒：一种微生物病原体，只有在感染活细胞后才会繁殖。

病原体：引起疾病的病毒、细菌、真菌、寄生虫或其他病原体。

重组疫苗：利用基因工程制造的疫苗。在这个过程中，病原体的基因被改变或与另一种生物体或另一种生物体的基因重组结合。

传染病：病原体（如病毒、细菌或寄生虫）进入人体时引发的疾病。病原体可以通过多种方式进入人体，如人与人之间的接触、昆虫叮咬或皮肤上的伤口。

大流行病：一种疾病的暴发，它发生在广阔的地理区域，并感染了数量异常庞大的个体。

DNA 疫苗：实验性疫苗，含有制造抗原的基因。一旦进入体内，这些基因就会向其他细胞展示如何制造抗原。

根除：将一种疾病从整个地球上清除，使其不再感染任何人。要使一种疾病被认为是根除的，就必须在地球上所有区域消灭它。

寄生虫：依靠寄主的食物或其他方式生存的生物体。例如疟原虫，一种生活在蚊子和人类体内的单细胞生物。疟疾是由疟原虫引起的。

减毒活疫苗：由病毒或细菌的弱化形式制成的疫苗。这种疫苗会在体内引发免疫反应，但活着的病毒或细菌太弱了，并不会对人体造成伤害。

接触传染性疾病：一个人与另一个人通过偶然的接触、性活动或体液交换而感染的疾病。

结合疫苗：这种疫苗含有能让免疫系统识别的病菌及其涂层。当免疫系统攻击抗原时，也会攻击涂层。

基因：对生物的生长、功能和繁殖有指导作用的化学物质。基因是在DNA链上发现的。

基因工程：通过操纵基因来改变有机体的特性。科学家利用基因工程制造一些种类的疫苗。

进化：生物物种的遗传性状随时间逐渐变化。这是由于随机的基因变异，从而使生物体能够更好地在环境中生存。

抗毒素：对抗病菌的毒素，具有中和作用的抗体。抗毒素用于治疗由细菌毒素引起的感染。

抗体：免疫系统产生的攻击抗原的蛋白质。免疫细胞产生特定的抗体来对抗特定的抗原。

抗原：病毒、细菌或其他病原体表面的一种物质，免疫系统认为它是入侵者。

抗原漂移：病毒基因在复制过程中发生的小突变。流感病毒经常发生抗原漂移，需要每年研制一种新的流感疫苗。

抗原转换：病毒组成的重大变化，由突然的和大规模的基因突变引起。当流感病毒从一个非人类物种转移到人类，或者当两种不同的流感毒株同时感染一个有机体时，就会发生抗原转换。

类毒素疫苗：含有一种叫作类毒素的物质的疫苗，当细菌中的毒素失去活性时，这种物质仍然存在。疫苗中的类毒素会引发针对毒素的免疫反应，但不会让人生病。

流行病：一种疾病发生的集合，产生的病例数比正常预期的更多。

流行病学：对一种疾病的起因或预防、发生地点、发生频率、传播方式和影响对象的研究。

轮状病毒：引起腹泻和其他症状的病毒，尤其是儿童易被感染。这种病毒可以通过受污染的食物、水或人类粪便在人与人之间传播。

免疫力：免疫系统因为遇到过某种疾病并知道如何与之斗争，因而能够抵抗这种疾病的能力。一个人可以通过战胜疾病感染或接种疫苗，从而触发免疫系统准备抵御疾病来增强免疫力。

免疫系统：由细胞、组织和器官组成的系统，共同保护身体不受疾病的侵害。疫苗会触发免疫系统，准备对特定疾病的防御。

灭活疫苗：含有被杀死或失效的病原体的疫苗。灭活的病原体不能在体内复制或引起疾病，但它们仍然会触发免疫系统产生对它们的防御。

群体免疫力：由高疫苗接种率产生的对社区大多数成员针对特定疾病的保护。群体免疫力保护未接种疫苗的个体，因为它减少了病原体携带者的人数。携带者越少，疾病传播的可能性就越小。

人痘接种：使人感染一种轻微的天花病毒——轻型天花病毒，从而引发对更致命的天花病毒的免疫力。1796 年，爱德华·詹纳发明了一种牛痘天花疫苗。在此之前，医生们使用人痘接种的方式来保护病人不感染天花。

认知偏差：导致不符合逻辑的结论的思维方式。

突变：生物体遗传物质的变化，可遗传给后代。由于病原体有时会发生突变，疫苗学家必须重新配制疫苗，使其对变化的有机体有效。

脱氧核糖核酸（DNA）：细胞内的双链分子，掌握生物体如何生长、繁殖和功能的指令。

微生物理论：微生物引起疾病的理论。法国化学家路易斯·巴斯德和德国医生罗伯特·科赫在 19 世纪晚期发展了疾病的微生物理论。

无细胞疫苗：含有来自细胞的物质，如蛋白质，但不含完整细胞的疫苗。随着时间的推移，无细胞疫苗不如全细胞疫苗有效。

细菌：在土壤、空气、水和生物中发现的简单的单细胞生物。有些细菌会引起疾病。

消除：把一种疾病从一个地理区域中清除，使其不再在该区域自行传播。

亚单位疫苗：只含有病原体的一部分（通常是蛋白质）的疫苗。这些蛋白质可以单独刺激免疫系统对抗病原体。

疫苗：一种人类制造的生物制剂，能激发免疫系统对特定疾病产生防御。疫苗是由免疫系统原本要抵御的相同病原体制成的。它们不会伤害人体，因为疫苗中的病原体已经被削弱或杀死。

真菌：以孢子的方式进行繁殖并以有机物为食的生物体。例如霉菌、蘑菇和酵母。

索　引

A

B

C

D

E

F

G

N

O

P

图书在版编目（CIP）数据

进击的疫苗 /（美）塔拉·哈勒尔（Tara Haelle）著；谭成城译 .— 长沙：湖南科学技术出版社，2020.6
ISBN 978-7-5710-0533-7

Ⅰ.①进… Ⅱ.①塔… ②谭… Ⅲ.①疫苗—青少年读物 Ⅳ.① R979.9-49

中国版本图书馆 CIP 数据核字（2020）第 046201 号

上架建议：少儿科普

JINJI DE YIMIAO
进击的疫苗

著　　者：［美］塔拉·哈勒尔（Tara Haelle）
译　　者：谭成城
出 版 人：张旭东
责任编辑：林澧波
策划出品：小博集
策划编辑：文赛峰　范　琼
特约编辑：刘佳欣
版权支持：金　哲　文赛峰
营销支持：史　肯　付　佳　李　秋
版式设计：李　洁
封面设计：八牛设计
出　　版：湖南科学技术出版社
（湖南省长沙市湘雅路 276 号　　邮编：410008）
网　　址：www.hnstp.com
印　　刷：天津丰富彩艺印刷有限公司
经　　销：新华书店
开　　本：700mm × 875mm　1/16
字　　数：98 千字
印　　张：10.5
版　　次：2020 年 6 月第 1 版
印　　次：2020 年 6 月第 1 次印刷
书　　号：ISBN 978-7-5710-0533-7
定　　价：39.80 元

若有质量问题，请致电质量监督电话：010-59096394　团购电话：010-59320018